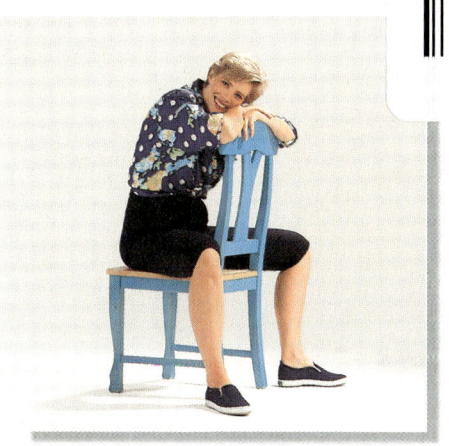

Yoga während der Schwangerschaft

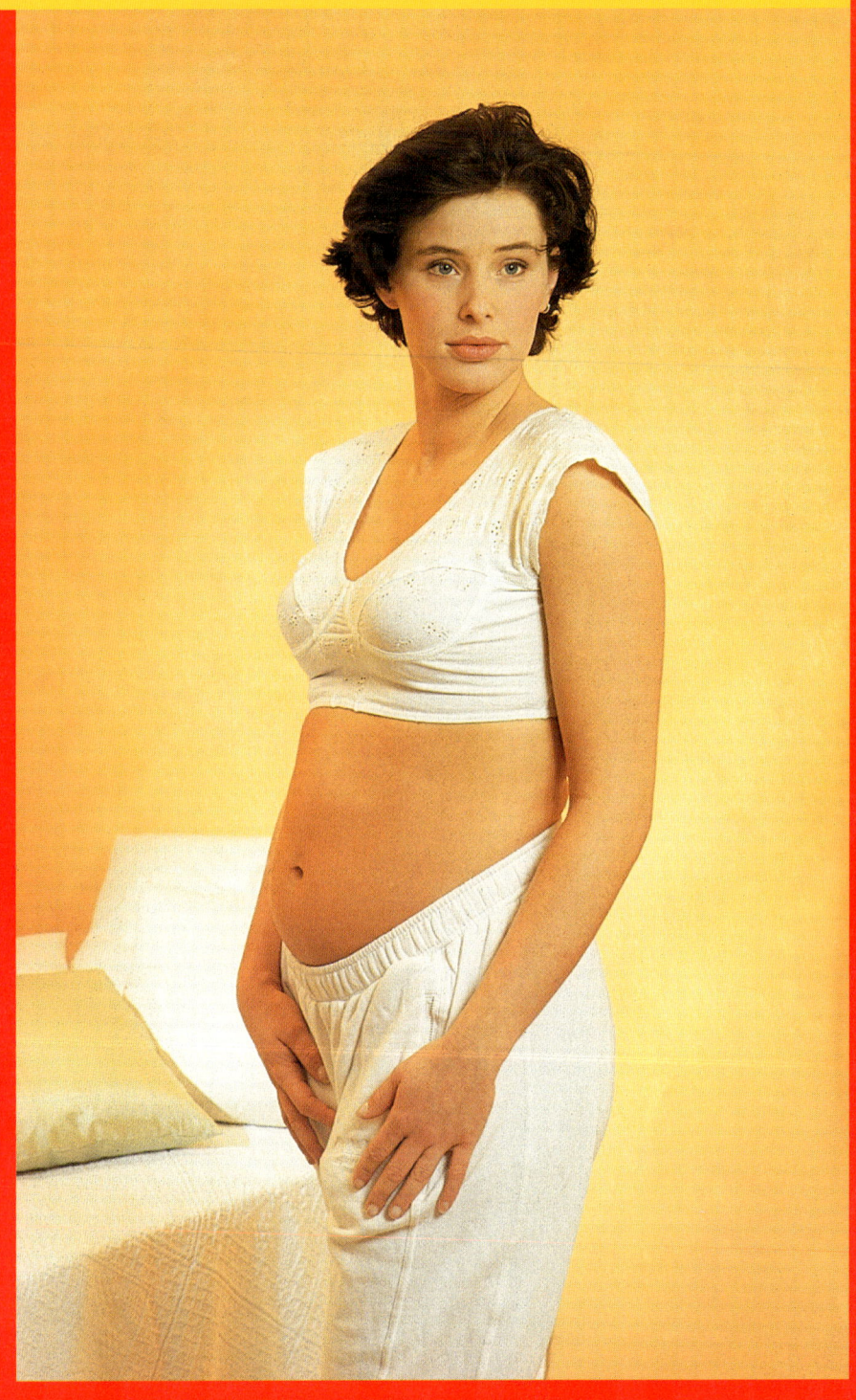

Bettina Stülpnagel

Yoga während der Schwangerschaft

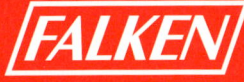

Inhalt

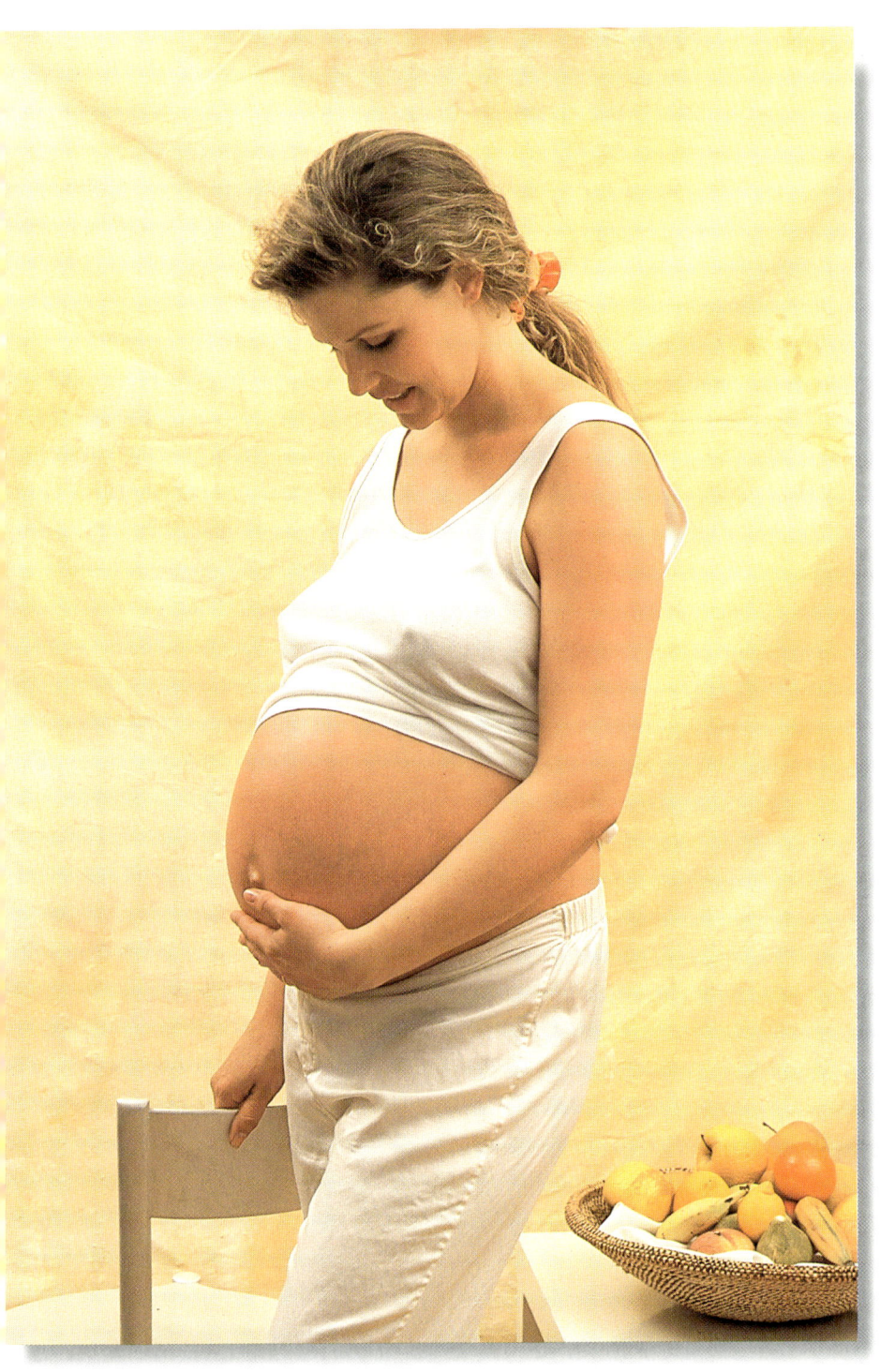

Was haben Yoga und Schwangerschaft miteinander zu tun?

Als mir während meiner ersten Schwangerschaft das Angebot gemacht wurde, das Erleben der Schwangerschaft mit Hilfe von Yoga zu intensivieren und mich so auf die Geburt vorzubereiten, war ich ganz verwirrt. Ich mußte bei dem Wort Yoga an asketische Männer denken, die sich im fernen Indien im ewigen Schnee des Himalaja in geheimnisvollen Verrenkungen üben, in der Morgendämmerung tapfer ein Bad in eiskalten Gebirgsbächen nehmen oder auf steilen Felsen bei niedrigsten Außentemperaturen für Jahre still meditieren, natürlich im Lotussitz. Heilige Männer stellte ich mir vor, die der Sexualität abgeschworen und auch sonst der Welt ade gesagt hatten. In meiner Vorstellung von Yoga gab es keine Frauen, vor allen Dingen keine schwangeren Frauen. Denn die sagten der Welt mit ihrem Bauch „Hallo". Und ihre schwellenden Rundungen kündeten nicht gerade von einem unerotischen Lebensstil.

Yoga ist eine uralte Wissenschaft, das wußte ich. Es wird von Menschen ausgeübt, die ihr höheres Selbst, was auch immer das sein mag, finden wollen. In Einsamkeit und Klarheit.

Die Worte Erleuchtung und Samadhi kamen mir in den Sinn. Samadhi bedeutet Erfüllung und Vereinigung. Und dieser Zustand von totaler Zufriedenheit, so meinte ich, war nur mit ungeheurer Disziplin und Konzentration zu erreichen, nur mit Hingabe an das Göttliche und reinem Lebenswandel. Vor allen Dingen mußte man sehr asketisch sein und seine Aufmerksamkeit von den Sinnen zurückgezogen haben.

Schwangerschaft bedeutete für mich eine völlig neue Erfahrung gerade meiner Sinnlichkeit und meiner Sexualität. Meine Brüste wuchsen, mein Bauch war mit köstlichem Leben gefüllt und meine Vagina bestens durchblutet. Ich kam mir vor wie die wandelnde Lust. Absolut unasketisch, innerlich Lichtjahre von den einsamen, klaren Yogis entfernt.

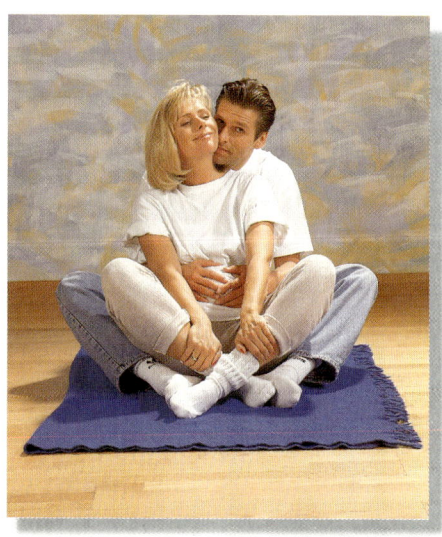

Yoga ist lebensbejahend und deshalb auch für Schwangere grundsätzlich zu empfehlen

Meine Sinne schärften sich mit dem Wachstum des Babys. Ich konnte besser riechen. Ich wußte genau, was mein Körper an Nahrung brauchte, sah die Nahrungsmittel bildlich vor mir. Mein Bauch war wie eine Antenne. Ich nahm die Welt völlig neu wahr, ließ mich ein auf diese Welt. Mein Partner und ich mußten uns mit profanen und weltlichen Dingen wie der Beschaffung von Geld, der Einrichtung einer kinderfreundlichen Wohnung und einer guten Schwangerenvorsorge beschäftigen. Wir machten uns auf die Suche nach einem Krankenhaus mit verständnisvollen Hebammen und Ärzten, die mich zur Geburt nicht gleich mit allen möglichen Schmerzmitteln bekannt machen wollten. Wir studierten einen Berg von Büchern über die beste Gebärhaltung, über den Umgang mit einem Neugeborenen und über Kinderpsychologie. Ich lernte außerdem Wiegenlieder und Kinderreime. Meine Eltern und die Schwiegereltern, von denen wir uns einstmals rebellisch abgewandt hatten, traten als besorgte, werdende Großeltern wieder in unser Leben. Wir wurden Vater und Mutter! Wir bauten an einem Nest, das wir vielleicht erst nach Jahrzehnten wieder verlassen würden, richteten uns ein auf eine langjährige, gegenseitige finanzielle und emotionale Abhängigkeit.

Alles Tatsachen, die meines Wissens mit der yogischen Philosophie wenig gemein haben. Unberührt von Familie, Nestbauinstinkten und beruflichen Ambitionen lebte ein Yogi für mich auf dem Dach der Welt. Eben frei von verwandtschaftlichen Bindungen und von den Fesseln des Egos. Unberührt von den Stürmen dieses Daseins. Ohne Zorn, ohne Gier und vor allen Dingen ohne Furcht.

Mit meinem Bauch wuchs aber meine Angst. Angst vor der Geburt, vor dem Kind und der Mutterschaft, vor den Veränderungen in meinem Leben. Angst vor Umweltverschmutzung, Arbeitslosigkeit und Krieg. Ich fühlte mich verletzlich, fast ohne schützende Haut. Mein Lebensschiff war bis jetzt mehr oder weniger ruhig vor sich hingedümpelt. Mit der Schwangerschaft geriet es in unruhige Gewässer. Ich brauchte Schutz und Kraft. Ich wollte die Kunst der Entspannung lernen. Meinem Partner ging es nicht anders. Auch für ihn würde sich mit der Geburt unseres Kindes einiges ändern. Er wollte von den Ereignissen nicht überrollt werden. Er wollte mir beistehen können, mich halten und schützen. Und hatte doch selber Angst. Furcht vor der Vaterschaft mit ihren Verpflichtungen und der großen Verantwortung für das Kind.

So entschlossen wir uns, neugierig und mißtrauisch zugleich, eine Yogastunde für Schwangere und Partner zu besuchen.

Mutig stürzten wir uns in das Abenteuer unserer ersten Yogastunde. Einiges war fremd, anderes überraschenderweise ganz vertraut. Fremd war uns das Singen von Mantras (siehe Seite 60). Mein Partner und ich hatten unsere Stimmen, bis auf das Einüben von Wiegenliedern, nur zum Sprechen benutzt. Das letzte Mal hatte ich in meiner Kindheit gesungen. Und nun sollte ich fremdartige Töne von mir geben!

Die meisten Übungen waren körpergerecht und mir dadurch seltsam nahe. Einige der Übungen waren so anstrengend, daß ich Schweißperlen auf der Stirn hatte. Ich lernte, daß mein Atem mir half, mit herausfordernden Übungen besser umzugehen. Es gab Übungen, die waren einfach nur schön. Sie wärmten, dehnten und lockerten meinen Körper. Ich spürte mich!

Eine tolle Erfahrung war die minutenlange Entspannung nach all der körperlichen Arbeit. Ich lernte meine erste Lektion: Ohne Anspannung keine Entspannung. Ich hatte mich körperlich wirklich angestrengt, deshalb empfand ich die darauffolgende Ruhepause als sehr intensiv. Zum Abschluß wurde meditiert; glücklicherweise nicht lange, denn ich mußte erst lernen still zu sitzen und mich selbst auszuhalten.

Mein Partner mochte das Yoga auch. Weil wir einen Yogakurs besuchten und dort keine reine Schwangerschaftsgymnastik machten, bot unsere Lehrerin den Männern spezielle Übungen an. Die Männer konnten, anders als wir Schwangeren, immer noch Übungen in Bauch- oder Rückenlage machen. Das gefiel meinem Partner. Er fühlte sich als Individuum angenommen und nicht wie das Anhängsel einer Schwangeren.

Für mich war die Erfahrung, mich mit Yoga auf die Geburt vorbereitet zu haben, elementar wichtig. Mir wurde klar, daß auch ich als einfache Frau und werdende Mutter das Recht hatte, Techniken zu benutzen, die mich be-

ruhigten und zu mir selbst brachten. Schon immer habe ich mich in die Einsamkeit der Natur gerettet, wenn ich traurig oder verletzt war. Habe das Meer betrachtet und mich von seiner Kraft trösten lassen, habe im Wald tief durchgeatmet und in klaren Seen heimlich nackt gebadet. Nun war eine wohltuende Technik mehr dazu gekommen: das Yoga!

Und Yoga half mir, mich auf die größte Herausforderung meines bisherigen Lebens vorzubereiten, nämlich auf Geburt und Mutterschaft. Yoga heilte die abgestumpfte Wahrnehmung meiner Urinstinkte.

In dieser Gesellschaft müssen wir alle Kompromisse machen. Wir können versuchen, die besten Möglichkeiten

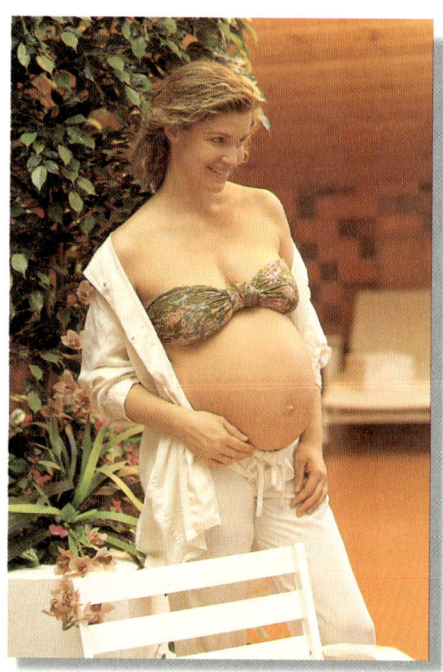

Die Schwangerschaft ist eine einzigartige Erfahrung für die Frau

zu finden. Dennoch wird es immer wieder widrige Umstände geben. Wir können die Welt nicht auf der Stelle so ändern, daß sie gut zu uns ist. Aber wir können lernen, uns zu lieben und unsere Einzigartigkeit, mit allem Für und Wider, anzunehmen. Yoga lehrt Selbstvertrauen und Selbstrespekt. Das sind die besten Voraussetzungen für eine selbstbestimmte Geburt.

Was ist Kundalini-Yoga?

Yoga wird von dem Sanskrit-Wort *Yui* abgeleitet, was so viel wie *verbinden* bedeutet. Manche übersetzen Yoga auch mit *Joch*. Der Mensch erlangt durch das Yoga die Fähigkeit, sein Joch auf sich zu nehmen. Er hat Kraft genug, den inneren und äußeren Herausforderungen des Lebens zu begegnen. In dem indischen Weltbild wird davon ausgegangen, daß der Mensch zwei Pole hat. Jeder Mensch hat in sich männliche und weibliche Anteile. Er hat einen Intellekt, der bewußt und kühl beobachten kann, und Emotionen, die wild und leidenschaftlich vorzugsweise im Unterbewußtsein existieren. Oft kommen sie zu unmöglichen Zeitpunkten hoch und werden deshalb meist abgelehnt und unterdrückt. Durch das Ausüben von Yoga versucht der Mensch, diese beiden Pole miteinander zu verbinden, statt das Dunkle zu verbannen und dem Lichten einen scheinbaren Platz der Alleinherrschaft einzuräumen. Das Dunkle läßt sich doch nur zeitweise verbannen, es vegetiert wie ein wildes Tier in einem schwachen Käfig. Es wächst in der Verbannung und macht sich irgendwann vielleicht durch Krankheit oder aber durch irreparable emotionale Aussetzer bemerkbar.

Bewußt möchte der Yogi oder die Yogini wie eine Lotusblume mit den Wurzeln im Schlamm (weiblich, dunkel, erdig, Mond) und mit der Blüte zum Himmel (männlich, bewußt, Sonne) gerichtet, leben. Das zu können bedeutet, daß der Mensch seine Mitte gefunden hat. Beide Pole hat er vereint. Sein inneres Licht und sein innerer Schatten dienen ihm. Die Yogalehre sagt hierzu: „Nichts ist gut und nichts ist schlecht. Nur unser Denken urteilt so."

In Indien gibt es nicht eine einzige Art von Yoga, sondern dort werden alle Techniken, die dazu dienen, die innere Materie mit dem inneren göttlichen Funken zu verbinden, Yoga genannt. Der Yogalehrer Satya Singh bezeichnet in seinem Kundalini-Yoga-Handbuch diese uns innewohnenden Pole von Natur und Bewußtsein als Shakti und Shiva. Er schreibt hierzu: „Wenn man sich beispielsweise bemüht, seine Gefühle (Shakti = Natur) so zu kultivieren, daß sie alle auf das Ewige (Shiva = Bewußtsein) gerichtet sind, so nennt man das Bhakti-Yoga. Speziali-

Nichts ist gut und nichts ist schlecht. Nur unser Denken urteilt so.

siert man sich auf selbstloses (Shiva) Tun (Shakti), dann nennt man das Karma-Yoga. Versucht man sehr bewußt (Shiva) mit Wörtern (Shakti) umzugehen, nennt man das Raja-Yoga." Nach yogischem Verständnis wäre Mutter Theresa eine Karma-Yogini, weil sie selbstlos mit ihrem Tun den Armen und Kranken dient. Sokrates und Platon wären Raja-Yogis gewesen; sie versuchten auf bewußte Weise, diese Welt mit Hilfe von Gedanken, die sie in Worte kleideten, zu erfassen. Bhakti-Yogis sind Menschen, die sich Gott liebend nähern. Fehlen noch die bekanntesten Yogaformen: Kundalini-Yoga und Hatha-Yoga. Diese beiden Arten des Yogas versuchen durch Körperübungen, Geist (Shiva) und Körper (Shakti) zu vereinen und dadurch ein Gefühl von Einssein zu vermitteln, bei dem man in der eigenen Mitte ruht und die eigene Kraft deutlich spürt. Hatha bedeutet Sonne/Mond. Es ist ein ruhiges Yoga mit vielen Dehn- und Streckübungen.

Kundalini wird die Form von Energie genannt, die die Dualität zwischen der warmen, animalischen Natur des Menschen und seinem hohen, kühlen und klaren Bewußtsein aufhebt. Die Kundalini-Energie wird mit einer Schlange verglichen, die am unteren Ende der Wirbelsäule in dreieinhalb Windungen schlummert. Wenn sie erweckt wird, vereint sie sich mit dem oberen Pol des Menschen, der sich am Scheitelpunkt befinden soll. Einige stellen sich diese Vereinigung, die Aufhebung des inneren Gespaltenseins, wie ein buntes, spritziges Feuerwerk vor. Andere haben Angst vor einem funkenstieben-den Kurzschluß. Deshalb wird manchmal vor Kundalini-Yoga gewarnt. Doch ist es so, daß die Kundalini-Energie niemals nur ruht. Sie ist Lebensenergie und fließt dauernd, aber nicht mit ihrem gesamten Potential, sondern dem jeweiligen Bewußtsein des Menschen angepaßt. Ein Bauer, der seinen Geist nie angestrengt hat und sich deshalb auf einer anderen Bewußtseinsebene befindet als ein indischer Yogi, der sein Leben der Verfeinerung von Geist und Sinnen widmet, wird sich auch manchmal von Lebensfeuer durchströmt fühlen. Seine Wahrnehmung dessen ist vielleicht, daß er sich besonders kraftvoll fühlt, die Welt ihm bunter und lebendiger vorkommt, daß er Bäume ausreißen könnte vor Energie und doch in seiner Mitte ruht. Der Yogi im Himalaja kann, weil seine Sinne durch einen reinen Lebenswandel so fein und geschärft sind, tatsächlich ein kosmisches Feuerwerk erleben, tiefe Wahrheiten sehen und in Ekstase geraten.

Tatsache ist, daß mit Kundalini eine heilende Urenergie gemeint ist, die die meisten Menschen kennen oder auch vermissen. Es ist nichts, was außerhalb des Wahrnehmungshorizonts eines normalen Menschen stehen muß. Die Kundalini fließt unentwegt, manchmal sehr schwach, manchmal ist sie sogar blockiert. Dann ist die betreffende Person krank, sieht alle Dinge um sich in grau-schwarzen Bildern, schleppt sich nur unter Aufbietung äußerster Willenskräfte durch das Leben und sucht Ersatzenergieträger wie Zigaretten, viel essen, Alkohol und andere Drogen.

Kundalini-Yoga ist auf die Stärkung der Kundalini-Energie ausgerichtet. Die Kundalini wird gekräftigt und aufgebaut, indem sich der Mensch durch das Yoga körperlich und natürlich auch geistig reinigt. Sein Stoffwechsel, seine Drüsentätigkeit und sein Immunsystem werden angeregt. Die Atmung vertieft sich und wird intensiviert, seine Nerven und Organe werden gekräftigt.

Der körperliche Zustand einer Schwangeren ist ein ganz besonderer. Ihre Wirbelsäule wird am Kreuzbein durch das Gewicht des heranwachsenden Kindes zunehmend belastet. Stoffwechsel und Blutkreislauf müssen harte Arbeit unter erschwerten physiologischen Bedingungen leisten. Hormone lassen die glatte Muskulatur eher erschlaffen, damit es nicht zu einer verfrühten, den Muttermund öffnenden Wehentätigkeit kommt. Die sehr entspannte glatte Muskulatur beeinflußt die Funktion der Venen und die Bewegungen des Darmes eher negativ. Die Gewebe- und Gelenkstruktur ist aufgelockert.

Würde eine Schwangere sich einer Reinigungskur durch Übungen und Diäten unterziehen, dann würde ihr Baby unter der Entgiftung leiden. Schwangerschaft ist zwar keine Krankheit, aber sie ist ein Zustand, in dem der Körper vermehrt arbeiten muß und stärker belastet ist. Deshalb sind Kundalini- und auch Hatha-Yoga in Reinform nicht angemessen für Schwangere. Das hier beschriebene Yoga für Schwangere enthält aus dem Grunde nur Elemente des Kundalini-Yoga. Die Übungen werden seit fast zwei Jahrzehnten von Schwangeren praktiziert, sind sozusagen getestet und für sicher befunden. Aber die einzelne Schwangere ist immer noch für sich selbst verantwortlich. Wenn ihr eine der angegebenen Übungen sehr unangenehm ist, dann sollte sie sie vorsichtig oder gar nicht machen. Obgleich das Schwangerenyoga nur aus Fragmenten des Kundalini-Yoga besteht, wird es doch seiner Aufgabe gerecht. Es läßt die Lebensenergie sanft fließen, verfeinert und belebt die abgestumpften Instinkte der Frau, stärkt ihre Nerven, unterstützt ihre Fähigkeit zur Entspannung und vermittelt ihr die Erfahrung der eigenen Mitte.

Keine Entschlackungs- oder Entgiftungskuren während der Schwangerschaft!

Schwangerschaft und Geburt in der Welt des Yoga

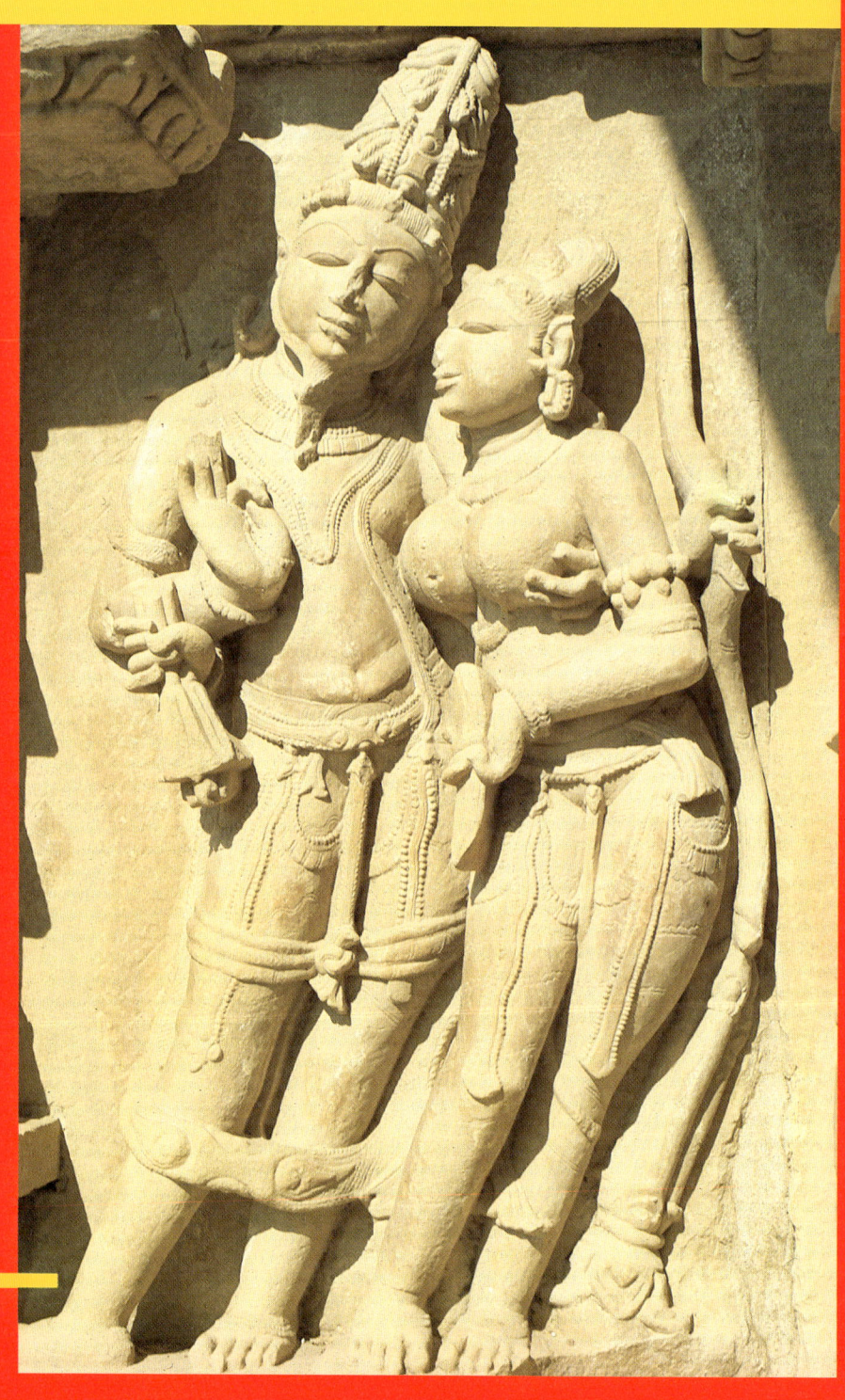

Die sieben Chakras

Chakra ist ein Begriff aus dem Sanskrit. Das Wort bedeutet *Kreis, Rad* und *Wirbel*. Jedes Chakra steht in Verbindung mit bestimmten Seinsebenen des Menschen. Die Chakras verlaufen in sieben Kreisen im Bereich der Wirbelsäule bis zum Scheitel von unten nach oben. Der Geist in der feinsten Form manifestiert sich am Scheitelpunkt, die Materie in ihrer dichtesten Form am Steißbein, zwischen diesen beiden Polen gibt es fünf Zwischenstufen. Chakras können mit den Schwingungen der Musik verglichen werden. Der tiefste Ton schwingt im ersten Chakra, dem Erdchakra, und verfeinert sich durch fünf weitere Chakras bis zum siebten Chakra, dem Scheitelzentrum, zum höchsten, kaum mehr wahrnehmbaren Klang.

Das erste Chakra befindet sich am Steißbein. Es wird **Wurzelzentrum** genannt. Das Wurzelchakra steht in Verbindung mit dem Element Erde, es bezieht sich auf alles Feste im Körper: auf Knochen, Nägel und Zähne. Außerdem ist es mit der Ausscheidung der Nahrung und dem Bedürfnis, Nahrung aufzunehmen, verbunden. Die emotionale Erfahrung in diesem Chakra ist Sicherheit, Zufriedenheit und das Gefühl, mit beiden Füßen auf der Erde zu stehen. Ist dieses Chakra zu wenig aktiviert, so kann die betreffende Person unter Unsicherheit und Nervosität leiden. Vielleicht hat sie viele Träume und Ideen, aber nicht die Festigkeit, diese „auf die Erde" zu

bringen. Ist es zu dominant, wird der betreffende Mensch träge und passiv. Durch dieses Chakra drückt sich das Fundament des Menschen aus. Für eine Schwangere, eine Gebärende und die Mutter eines kleinen Kindes ist es beinahe lebenswichtig, daß ihr erstes Chakra und das erste Chakra ihres Partners, ihrer Freundinnen und Verwandten aktiviert ist und funktioniert, damit sie sich ein „Nest" bauen kann, in dem sie in Sicherheit und Geborgenheit ihr Kind gebären und großziehen kann.

Das zweite Chakra nennt man **Sakralzentrum**. Es befindet sich am Kreuzbein und steht mit dem Element Wasser in Verbindung. Dieses Chakra regiert unsere Sexualität und den Flüssigkeitshaushalt des Körpers: Urin, Samenflüssigkeit, Blut und Lymphe. Ist dieses Chakra schwach, so fehlt es an Vitalität. Der Mensch wirkt wie ausgetrocknet. Ist es überaktiv, so kann es zu Abhängigkeit von Sexualität und einer übersteigerten Leidenschaftlichkeit kommen. Dieses Chakra wird während Schwangerschaft und Geburt besonders aktiviert. Viele der Yogaübungen für Schwangere wirken stärkend, belebend und entspannend auf das zweite Chakra, damit die Gebärende später ohne Verkrampfung und Scham „im Fluß" ihr Kind auf die Welt bringen kann.

Das dritte Chakra wird **Nabelzentrum** genannt. Es befindet sich im mittleren Bereich der Wirbelsäule und strahlt zum Nabel hin aus. Es ist das Zentrum von Wärme und Lebensfeuer, und es reguliert die Verdauung. In diesem Zentrum drücken sich das Ich und die innere Sicherheit eines Menschen aus. Er kommt „ganz aus dem Bauch" heraus. Ist dieses Zentrum unausgeglichen, so ist die Person entweder unsicher und schwach oder, bei zu starker Betonung, machtbesessen und egozentrisch. Es ist das Zentrum von Selbstbehauptung und Selbstverteidigung. Das Nabelzentrum einer Schwangeren ist sehr empfindlich. Ihr Bauchnabel beginnt sich ab der 20. Woche nach außen zu stülpen. Er wirkt wie eine Antenne für die „Atmosphäre", die eine Schwangere umgibt. Sie hat es zwar leichter als sonst, aus ihrer Mitte heraus zu leben, gleichzeitig wird es ihr wegen der großen Empfindlichkeit ihres Nabelpunktes schwerer fallen, sich zum

Beispiel im harten Konkurrenzkampf des beruflichen Alltages zu behaupten. Außerdem macht sie das in ihr wachsende Kind verletzlicher als sonst. Deshalb braucht eine Schwangere von den Menschen in ihrer Umgebung besonders viel Schutz. Viele Frauen mit fortgeschrittener Schwangerschaft mögen zum Beispiel nicht mehr allein spazierengehen. Sie haben das Gefühl, daß sie sich in heiklen Situationen nicht selbst verteidigen könnten. Um sich ganz entspannen und fallenlassen zu können, ist es den meisten Schwangeren angenehm, wenn Partner, Freundinnen oder Verwandte ihnen Geborgenheit schenken. Das vierte Chakra ist das **Herzzentrum**. Es befindet sich im Brustwirbelbereich und wird im Bereich zwischen den Brüsten wahrgenommen. Dieses Zentrum wird den meisten Menschen bewußt, wenn sie entweder verliebt sind oder an Liebeskummer, an gebrochenem Herzen, leiden. Das Herzzentrum steht in Verbindung mit dem luftigen Element. Luft ist bewegt, leicht und verbindet. Alle atmen die gleiche Luft. Deshalb steht dieses Chakra für Sympathie, mit jemandem in Berührung sein. Ist das Herzzentrum schwach und sogar geschlossen, so ist die betreffende Person hart, zynisch und herzlos. Wenn die unteren Chakras kein starkes Fundament bilden und der Mensch ein sehr aktives Herzzentrum hat, so wird seine Herzlichkeit vielleicht ausgenutzt, ohne daß er sich schützen kann. Das Herzzentrum einer Frau erfährt im Laufe der Schwangerschaft eine Öffnung, damit sie das Kind später lieben lernen kann.

Schwangere Frauen legen besonderen Wert auf eine beschützende, Geborgenheit schenkende Umgebung

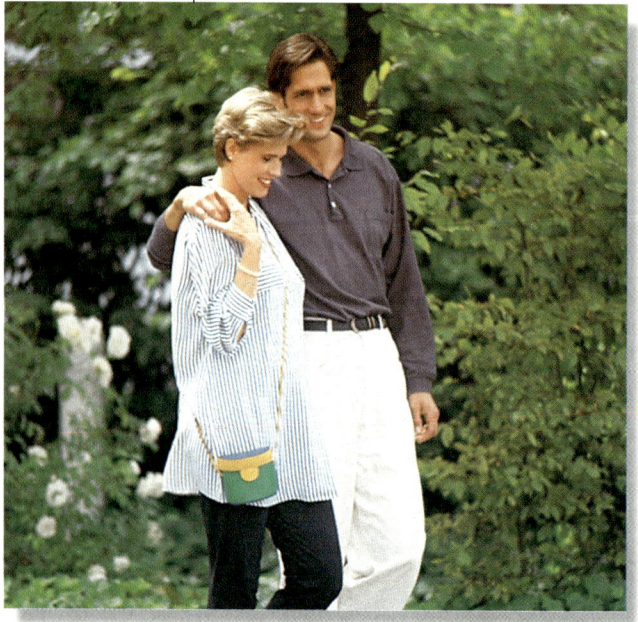

Das fünfte Chakra wird als **Kehlzentrum** bezeichnet und befindet sich im Halswirbelbereich. Es wird der Stimme und dem gesprochenen Wort zugeordnet. Weil sich Wahrheit und Unwahrheit in Worten ausdrücken, heißt dieses Zentrum auch Wahrheitszentrum. Viele können sich erinnern, daß sie als Kind einen „Frosch im Hals" hatten, wenn sie den Eltern die Wahrheit über eine Schandtat beichten mußten. Dieses Chakra ist eine Brücke zwischen den höheren, feinstofflichen und den unteren, materiellen Chakras. Durch das gesprochene Wort als Ausdruck einer Idee, die sich im sechsten Chakra entwickelt, kann eine Manifestation dieser Idee beginnen. Mit der Stimme kann jedes der unteren Chakras einen Ausdruck finden. Während einer Geburt kann die Stimme ein wunderbares Ventil für die Energie sein, die im ersten und zweiten Chakra stimuliert wird. Der Ton dient gleichzeitig als Atemhilfe. Später kann sich das Herzzentrum in der Stimme ausdrücken, und das Baby wird von Mutter oder Vater durch das Singen zärtlicher Lieder beruhigt.

Das sechste Chakra ist das **Stirnzentrum**, es strahlt im Bereich zwischen den Augenbrauen aus und wird manchmal auch **Drittes Auge** genannt. Bei Meditationen und Yogaübungen ist das ein beliebter Konzentrationspunkt. Hier sitzt das Tagtraum- und Ideenzentrum des Menschen. Je nach Menschentyp und Entwicklungsgrad entwickeln sich hier alltägliche Träume, Bilder und Vorstellungen. Ein sehr feiner Mensch kann durch dieses Zentrum seine Hellsichtigkeit oder Hellfühligkeit erfahren. Ein anderes Wort für Hellfühligkeit ist Intuition. Mütter sehr kleiner Babys haben natürlicherweise Intuition, da sie ihre Babys, die ja nicht sprechen können, richtig verstehen müssen.

Das siebte Chakra befindet sich am Scheitelpunkt und wird deshalb oft das **Scheitelchakra** genannt. Hier kann der Mensch als höchste Erfüllung sein Einssein mit allen Wesen und allem Sein erfahren. Bei Neugeborenen sind die Schädelnähte und die Fontanellen noch nicht geschlossen. Babys und kleine Kinder sind noch ganz eins mit der Welt um sich herum. Es gehört allerdings zu den wichtigsten Bedürfnissen in bestimmten Zeiten des Lebens eines Kindes, sich notfalls mit Gewalt gegen dieses Einssein zu wehren. Es möchte sein Ichbewußtsein ausbilden. Diese Zeiten sind uns als Trotzphase oder als „Irrungen und Wirrungen der Pubertät" bekannt. Später sehnen sich viele Menschen zu diesem Einssein mit sich und der Welt zurück.

Babys zeigen ihr Urvertrauen in jeder Minute

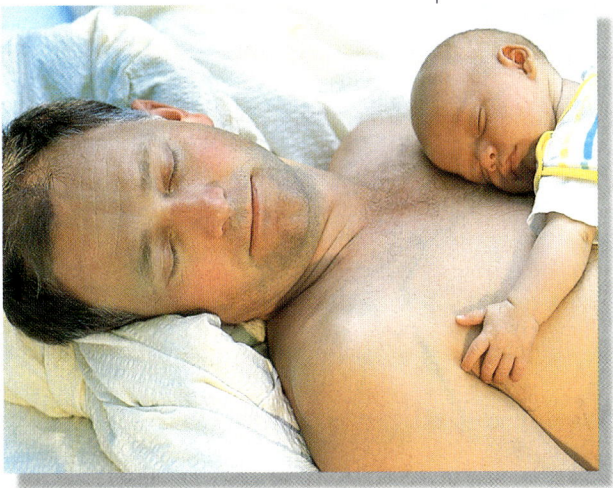

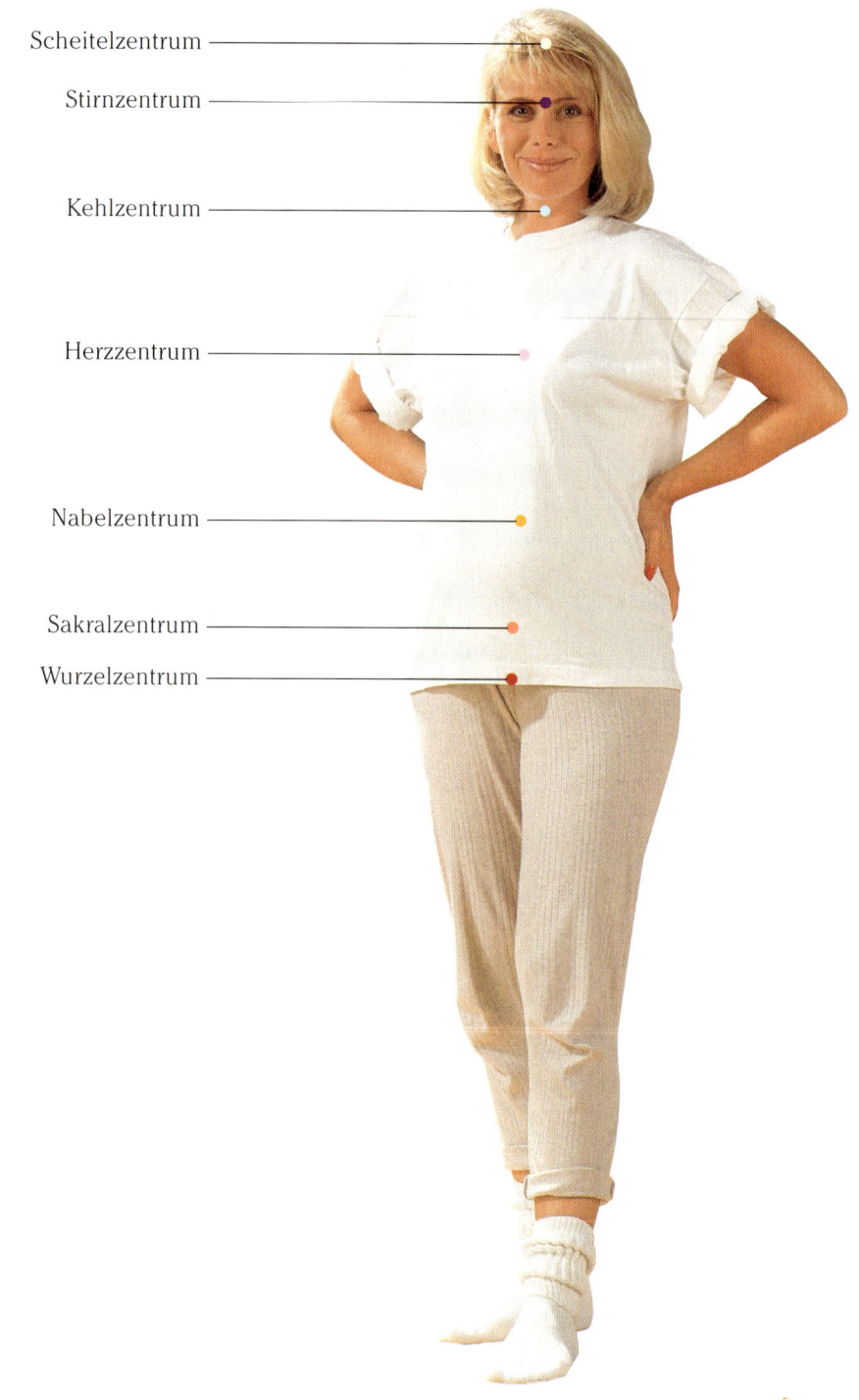

Scheitelzentrum ——————————————

Stirnzentrum ——————————————

Kehlzentrum ——————————————

Herzzentrum ——————————————

Nabelzentrum ——————————————

Sakralzentrum ——————————————

Wurzelzentrum ——————————————

Die sieben Chakras

Name	Element	Das Chakra regiert	Das Chakra steht in Verbindung mit
Scheitelzentrum (Scheitel) weiß-gold, violett		Einssein mit der Welt	Verständnis für alle lebenden Wesen
Drittes Auge/ Stirnzentrum (Kopfmitte) blauviolett		Intuition	Träumen, Ideen, Vorstellungen, Lichtbogenkörper
Kehlzentrum/ Wahrheitszentrum (Halswirbel- säule) hellblau	Äther	Stimme, gespro- chenes Wort Manifestation von Ideen	Wahrheit
Herzzentrum (Brustwirbel- säule) rosig	Luft	Herz Gefühle	Sympathie, mit jemandem in Berührung sein, Seelenkörper
Nabelzentrum (Lendenwirbel- säule) orangegelb	Feuer	Verdauung	Ich-Bewußtsein, innere Stärke, Selbstbehauptung negativem Geist
Sakralzentrum (Kreuzbein) hellrot, orange	Wasser	Körperflüssigkei- ten (Urin, Samen- flüssigkeit, Blut, Lymphe, Schweiß) Wasserhaushalt	Sexualität, Geburt
Wurzelzentrum (Steißbein) dunkelrot	Erde	feste Körperstruk- turen (Knochen, Nägel, Zähne)	Sicherheit, Zufrie- denheit, Verbun- denheit mit der physischen Welt

Die zehn Körper des Menschen

Die Chakras beschreiben die groben und feinen Energien des Menschen. Die zehn Körper veranschaulichen die Komplexität einer Person. Während das Modell der Chakras zumindest vom Namen her bekannt sein dürfte, ist das Modell der zehn Körper den meisten wahrscheinlich völlig fremd. Dieses Erklärungsmodell ist wichtig, um die Wirkungsweise des Yogas und der Meditationen überhaupt zu verstehen. Auch bei dieser Betrachtungsweise des Menschen gilt: sie ist nicht bewiesen. Lassen Sie sich einfach von einer ganz anderen Art, den Menschen zu betrachten, inspirieren.

Der erste Körper ist der **Seelenkörper**. Die Seele wird als unsterblich, unendlich und als gleichbleibend glücklich angesehen. Sie hat keine greifbare Eigenschaft, ist also ohne Form und drückt sich durch das Herzzentrum des Menschen aus. Die Seele ist in allen Menschen gleich und verbindet sie miteinander, egal, welcher Rasse, Herkunft und welchem Geschlecht sie angehören. In manchen Menschen ist sie allerdings tief verkapselt und verborgen, vielleicht sogar unauffindbar. In anderen ist diese Seelenkraft zu spüren. Die Seele ist gemeint, wenn ein Mensch sagt, daß er zu sich selbst finden möchte. In schweren Stunden und bei großen Herausforderungen wie der Geburt kann es eine Hilfe sein, sich auf die Seele zu konzentrieren, denn sie fühlt keinen Schmerz und ihre Kraft ist unendlich.

Der zweite Körper ist der **negative Geist**. Er repräsentiert eigentlich eine innere Haltung. Diese negative Geisteshaltung ist für die Seele auf diesem Planeten überlebenswichtig. Sie begrenzt die formlose Seele, hilft zu unterscheiden. Eine negative Geisteshaltung zeigt auf, was dunkel, schlecht und gefährlich ist. Zur rechten Zeit „Nein!" sagen zu können, ist eine Kunst, die gerade Frauen wieder lernen müssen. Das Nein ist in der Zeit der Schwangerschaft, Geburt und danach von essentieller Wichtigkeit, weil Mütter, andere Verwandte oder auch Fachpersonen manchmal werdende oder frischgebackene Mütter mit Ratschlägen verunsichern, die sich zum Teil widersprechen.

Die negative Geisteshaltung drückt sich durch das Nabelzentrum aus. Manchmal kann eine Schwangere oder verunsicherte Mutter eines neugeborenen Kindes nicht kräftig und bestimmt „Nein!" sagen. Dann ist es wichtig, daß sie von ihrem Partner oder einer Freundin unterstützt wird.

Der dritte Körper ist der **positive Geist**. Auch dieser Körper ist eher eine Geisteshaltung. Alles, was einen Menschen berührt, wird erst einmal von dem negativen Geist erfaßt. Dieser tastet die Situation nach dunklen, gefährlichen Ecken ab. Er sucht nach den Fallen. Danach wird das Ganze dem positiven Geist übergeben. In diesem Geisteszustand kann ein Mensch die Vorteile einer Situation sehen. Er sieht die Helle und Freude, die das Einlassen auf die jeweilige Situation mit sich bringen könnte. Der positive Geist drückt die Hoffnung des Menschen aus. Auch er ist überlebenswichtig. Würde er nicht funktionieren, dann würden alle Ängste und Gespenster, die der negative Geist sieht, den Menschen überwältigen und in tiefste Depressionen stürzen. Der positive Geist ist ein wichtiger Ratgeber in Zeiten von Herausforderungen und gerade während der Geburt. Wenn die Frau sich von Schmerz und Anstrengung überwältigt fühlt, kann er sie wieder aufrichten. Manchmal findet eine Gebärende keinen Zugang mehr zu ihrem positiven Geist. Dann ist es wichtig, daß der Partner, die Freundin und die Hebamme Ermunterung und Bestätigung geben.

Der vierte Körper ist der **neutrale Geist**. Er kann mit dem Zünglein an der Waage verglichen werden. Negativer und positiver Geist sind wie die zwei Waagschalen. Mit Hilfe einer neutralen Geisteshaltung kann man entscheiden, zu welcher Seite man in der jeweiligen Situation tendieren möchte. Eine neutrale Geisteshaltung wird durch Yoga und Meditation gebildet und gestärkt.

Menschen mit einem schwachen neutralen Geist können sich nur schwer entscheiden. Wenn dieser Körper aber funktioniert, kann man in Sekundenschnelle seine Entscheidungen treffen, und diese werden richtig sein. Eine neutrale Geisteshaltung ist immens wichtig für alle Lebensphasen und -bereiche. Schwangerschaft, Geburt und das Leben mit einem Kind fordern sehr oft Klarheit und Entscheidungen. Diese fangen nicht erst bei der Frage: „In welchem Krankenhaus entbinde ich?" an, und hören bei der Frage: „Welche Impfungen möchten wir bei unserem Kind durchführen lassen?" noch lange nicht auf.

Der fünfte Körper ist der **physische Körper**. In den yogischen Lehren heißt es, daß über die Physis die feineren Anteile des Menschen gestärkt oder auch geschwächt werden können. Wenn eine Frau kurz vor der Geburt krank wird, vielleicht ganz unausgeruht ist und sich außerdem extrem schlecht ernährt hat, ihr physischer Körper also in einem schlechten Zustand ist, dann sind positiver und negativer Geist nicht mehr in Balance. Bei körperlicher Müdigkeit und Krankheit überwiegt meistens eine negative Geisteshaltung. Ihre Ängste und dunklen Gedanken können die Gebärenden in dem Falle viel leichter überwältigen. Es wird ihr schwerfallen, den positiven oder neutralen Geist zur Hilfe zu holen. Ist sie gesund, ausgeruht und ihr Nervensystem stark, so wird eine Frau während der Geburt viel leichter Zugang zu einer positiven oder neutralen Geisteshaltung finden. Es ist also von großer Wichtigkeit, den physischen Körper während der Schwangerschaft zu pflegen, angemessen zu ernähren und zu bewegen.

Der sechste Körper wird **Lichtbogenkörper** genannt. Er zieht sich wie ein Bogen von einem Ohrläppchen zum anderen. Frauen haben einen zweiten Lichtbogenkörper um die Brust. Dieser Körper ist ein Schutzkörper. Wenn die Geisteshaltung klar ist und der phy-

Der Zustand des physischen Körpers beeinflußt ganz wesentlich die geistige Balance

sische Körper gut funktioniert, ist der Lichtbogenkörper stark. Der Lichtbogenkörper ist eng mit dem Stirnzentrum, dem Chakra der Intuition, verknüpft. Ist der Lichtbogen stark, so ist die Intuition, die ebenfalls eine Schutzfunktion hat, auch stark. Man kann Dinge vorherahnen. Frauen haben nach yogischer Weisheit besonders viel Intuition, weil sie im Falle einer Schwangerschaft das werdende Leben schützen müssen. Die größten Feinde der Intuition sind die eigene Unsicherheit und ein geringes Selbstvertrauen.

Der siebte Körper ist der **Aurakörper**. Mit Aura wird hier nicht die Gesamtausstrahlung eines Menschen gemeint, sondern das elektromagnetische Feld, das ihn umgibt. Dieses elektromagnetische Feld hat eine Schutzfunktion. Es läßt sich mit dem elektromagnetischen Feld unseres Planeten vergleichen, das die Oberfläche der Erde vor dem Einfluß schädlicher Strahlungen schützt. Genauso schützt die Aura den Menschen vor Irritationen von außen. Der Aurakörper ist eng mit dem Nervensystem verbunden. Sind die Nerven schwach, so ist die Aura nicht stark. Wenn jemand mit einem schwachen Aurakörper beispielsweise im morgendlichen Berufsverkehr von einem anderen Verkehrsteilnehmer angepöbelt wird, so wird er sofort aus der Haut fahren. Er hält nicht viel aus, ist nervlich nicht belastbar. Jemand mit einem starken elektromagnetischen Feld hingegen wird in dieser Situation Gelassenheit zeigen. Für Eltern ist eine starke Aura unverzichtbar, denn Kinder

neigen oft dazu, einem gehörig auf die Nerven zu gehen. Sie sind zu den unmöglichsten Zeiten laut und quirlig und verlangen von den Eltern Höchstleistungen in puncto Geduld und Nervenkraft. Im Praxisteil dieses Buches finden Sie einige Übungen zur Stärkung der Aura.

Der achte Körper ist der **Pranakörper**. Prana bedeutet essentielle Lebensenergie. Prana wird durch Atmung und Nahrung aufgenommen. Aus diesem Grund werden beim Yoga das lange, tiefe Atmen und andere Atemformen geübt. Die Yogini und der Yogi ernähren sich vegetarisch, weil der menschliche Körper das Prana aus pflanzlicher Nahrung leichter aufnehmen kann. Muttermilch strotzt nur so von Prana. Auch deshalb ist das Stillen die beste Ernährungsform für den Säugling.

Der neunte Körper ist der **subtile Körper**. Er ist mit dem Unterbewußtsein vergleichbar. Yogis und Yoginis versuchen, diesen Körper zu verfeinern oder gar zu meistern. Der Subtilkörper kann auch als Rucksack der Seele beschrieben werden. Der Inhalt dieses Sackes besteht aus den Talenten und den Schwierigkeiten eines Menschen. Dieser Körper verändert sich nur sehr langsam. In Indien, wo man an Reinkarnation glaubt, wird der Subtilkörper als der Körper beschrieben, der von Seelenkraft getragen von Leben zu Leben wandert, einzig um zu lernen, sich zu verfeinern und sich dann aufzulösen.

Der zehnte Körper ist der **Körper der Ausstrahlung**. Der erste Körper beschreibt die Seele in ihrer Formlosigkeit. Will Seelenkraft sich auf dieser Erde inkarnieren, muß sie eine Form annehmen. Sie muß sich mit Materie umgeben. Dieses sich Materialisieren wird mit dem Modell der zehn Körper beschrieben. Verliert sich die Seelenkraft nicht, und nutzen die vorher aufgezeigten Körper vom negativen Geist bis hin zum Subtilkörper der Entfaltung der Seelenkraft, so zeigt der zehnte Körper die Ausstrahlung an. Er ist zu vergleichen mit einem blankgeputzten Kristallglasgefäß, aus dem der kostbare Inhalt herausleuchten kann. Das Leuchten und der Inhalt machen den zehnten Körper aus.

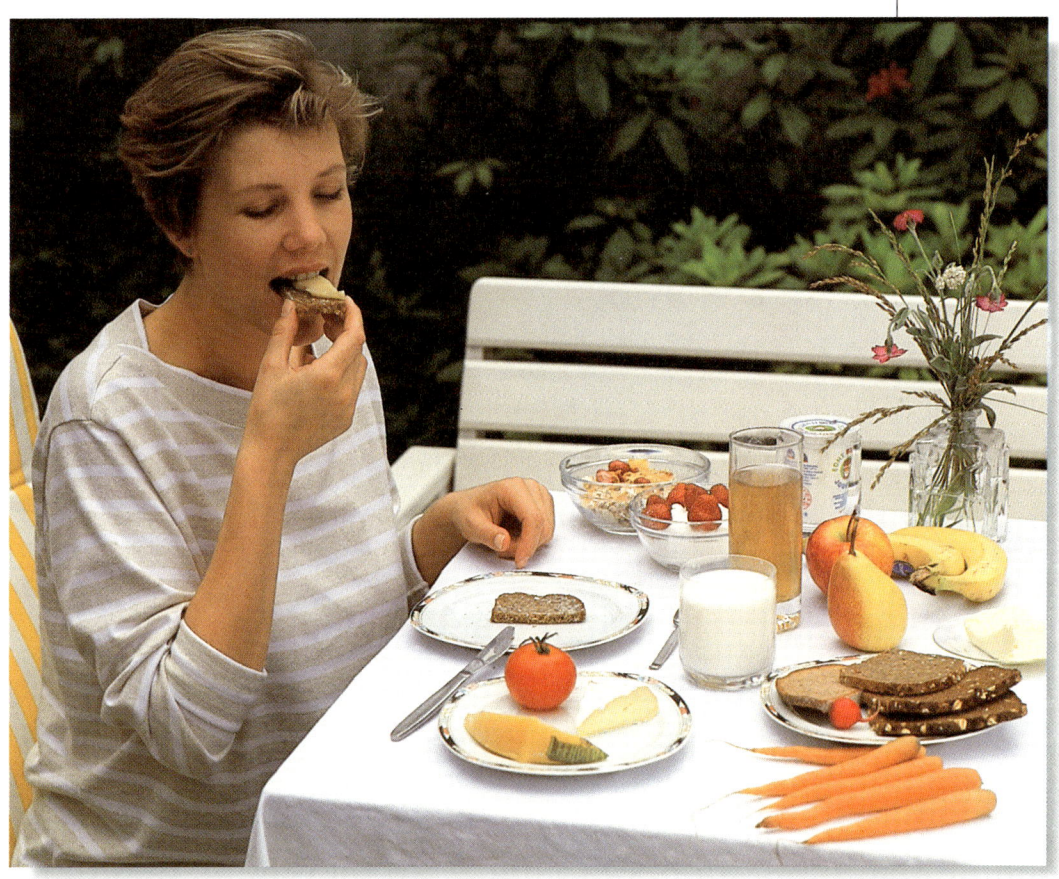

Empfängnis, Schwangerschaft, Geburt und Tod

Im Westen glauben wir, daß es nur ein Leben gibt. Wenn wir klassisch-schulmedizinisch eingestellt sind, dann sind wir überzeugt, daß Leben mit der Geburt anfängt und mit dem Tod aufhört. Vielleicht räumen wir ein, daß ein Kind schon im Mutterleib funktionierende Nervenbahnen besitzt, Leben also schon im Mutterleib beginnt. Bis vor wenigen Jahren übrigens hat man auch das ausgeschlossen. Neugeborene wurden deshalb gleich nach der Geburt recht roh angefaßt.

Religiöse westliche Glaubensmuster werden dominiert von Sündigsein und Sühnen. Ein strenger Gott schaut sich das eine und einzige Leben an und beurteilt es. Sünder werden zur Bestrafung in das Fegefeuer geschickt, gute Menschen dürfen an Gottes Seite sein. Östliche Philosophien sehen das Leben eher als Lernprozeß. Damit ein Wesen sich entwickeln kann, hat es die Chance, sich viele Male auf der Erde zu verkörpern. Mit jedem Leben wächst die Weisheit aus unzählbaren Einzelerfahrungen in den mannigfaltigsten Situationen. Um einem gereiften Menschsein näherzukommen, muß das menschliche Wesen lernen, viele Rollen einzunehmen, damit es einmal die Einheit in aller Vielfalt erfahren kann. Eine unendliche Seele, beladen mit ihrem Subtilkörper, fühlt sich von genau der Lebenssituation angezogen, in der sich die zukünftigen

Eltern befinden. In den ersten drei Monaten der Schwangerschaft ist die Verbindung dieser Seele mit ihrem werdenden physischen Körper noch sehr fein und kann leicht reißen. Ab dem 120. Tag nach der Empfängnis ist die Seele fest mit ihrem neuen Körper verbunden. Ihr Subtilkörper öffnet sich der Mutter und ist empfänglich für neue Eindrücke. Das Kind erfährt die Welt schon im Mutterleib durch die Gefühle der Mutter. Deshalb ist es wichtig, daß die Mutter sich Situationen aussetzt, die ihr guttun. Allerdings „weiß" die Seele schon, daß das Leben auf der Erde oft mit Schmerz und Leid verbunden ist.

Seele und Subtilkörper sind eigene Körper des Kindes, die restlichen Körper holt es sich von der Mutter. Nach der Geburt, mit dem Durchschneiden der Nabelschnur, findet die erste Trennung von Mutter und Kind statt. Das Kind beginnt einen eigenen Prana-Körper zu bilden. Das Ausbilden eigener Körper ist nach den ersten drei Lebensjahren abgeschlossen. Das Kind braucht in diesen ersten drei Lebensjahren intensive Betreuung. Es befindet sich gerne im elektromagnetischen Feld anderer Menschen. Es muß nicht ausschließlich das der Mutter sein. Die Menschen, die das Kind betreuen, sollten aber wissen, daß so ein kleines Kind auf besondere Art Energie und Nerven kostet, und sie sollten bereit sein, ihm seine Bedürfnisse zu erfüllen.

Wenn ein Mensch stirbt, so sterben alle seine Körper bis auf seine Seele und den Subtilkörper. In vielen Kulturen wird der Tod nicht als schwarzer Sensenmann oder das traurige Ende gesehen. Angehörige und Freunde versuchen, die aus dem Leben geschiedene Seele mit Liedern und Ritualen auf die neue Reise zu schicken. Manchmal wird sogar die Erlösung der Seele gefeiert. Natürlich wird auch in diesen Kulturkreisen getrauert. Aber die Trauer ist die von Zurückgebliebenen, die sich mit dem Fehlen eines geliebten Menschen auseinandersetzen müssen.

Yogische Körperpflege für Schwangere

Die wohl wichtigste Körperpflegeprozedur eines Yogis oder einer Yogini ist das morgendliche Bad. Es ist eiskalt und wird vorzugsweise in Gebirgsbächen genommen. Solch ein Bad wird in Indien *Ishnaan* genannt.

Eine kühle Dusche am Morgen ist ein gutes Ersatz-Ishnaan. Kaltes Wasser regt die Durchblutung an. Außerdem wird der Körper einem Reiz ausgesetzt, auf den er reagieren muß. Das ist besonders wichtig, wenn man in einer von Heizungen oder Klimaanlagen dominierten reizarmen Umwelt lebt, in der das Immunsystem einzuschlafen droht. Kaltes Wasser am Tagesbeginn stärkt das Immunsystem und hält fit. Eine Schwangere sollte sich jedoch nie irgendwelchen Extremen aussetzen. Ihr Körper muß schwer arbeiten, um die Bedürfnisse des in ihr wachsenden Kindes zu erfüllen. Schocktherapien wie eiskalte Duschen oder auch extrem heiße Bäder würden den Körper über Gebühr belasten. Eine angenehm kühle Dusche am

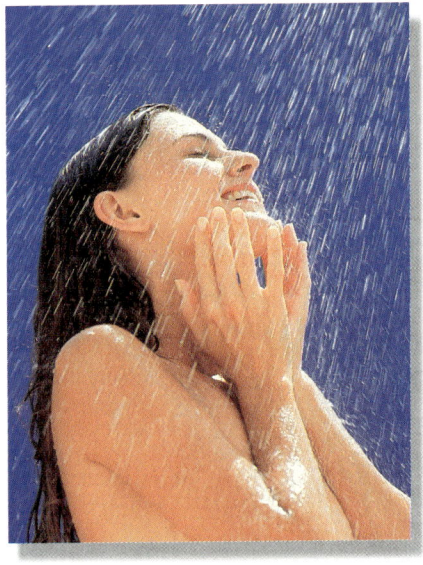

Eine angenehm frische Dusche am Morgen regt den Stoffwechsel an und stabilisiert den Kreislauf

Morgen kann jedoch Ihren Kreislauf auf Trab bringen und den Blutdruck stabilisieren.

Zur morgendlichen Körperpflege gehört aber mehr als nur die kühle Dusche. Lassen Sie uns deshalb die einzelnen Schritte der Reihe nach besprechen.

23

■ Um die Durchblutung zu intensivieren und die Haut aufnahmebereit für die anschließende Ölmassage zu machen, können Sie Ihren Körper als erstes mit einer **Naturbürste** oder einem **Saunahandschuh** ganz sanft bürsten.

Danach massieren Sie das aromatisierte Öl in Ihre Haut ein. Brustwarzen und Warzenvorhöfe sollten Sie allerdings aussparen, da die meisten Öle dieses besondere Gewebe nicht elastisch, sondern nur empfindlicher machen. Sie verzichten am besten auf alle Öle, die mit chemischen Zusätzen und synthetischen Düften versetzt sind. Die Haut ist ein lebendiges Organ und nimmt auf, was man aufträgt. Sie sollten deshalb nur Öle einmassieren, die Sie auch trinken könnten. Ein gutes Massagemittel ist reines Mandelöl. Es hat viel Vitamin E für die Elastizität der Haut und zieht schnell ein. Sie können vielleicht etwas reines Rosenöl oder Sandelholzöl in Ihr Mandelöl geben. Rosenöl tonisiert die Gefäße und wirkt allgemein harmonisierend. Sandelholzöl hilft, die hauteigene Feuchtigkeit zu erhalten. In die Achselhöhlen vorsichtig und sparsam einmassiert, bindet Sandelholzöl Schweißgeruch. Reine ätherische Öle haben einen intensiven Duft. Es reichen tatsächlich einige wenige Tröpfchen.

■ **Nach der Dusche** können Sie Ihren Bauch und Po, Ihre Hüften und Ihre Brüste (außer den Warzen und den Warzenvorhöfen) mit Weizenkeimöl behandeln. Weizenkeimöl unterstützt die Dehnung der Haut und des darunter liegenden Bindegewebes. Sie können das Weizenkeimöl in diese, durch das wachsende Kind besonders belasteten Gewebe einzupfen. Schwangerschaftsstreifen lassen sich trotz aller Vorsorge und Massagen nicht immer ganz vermeiden. Sie sind eben auch ein sichtbares Zeichen der Mutterschaft.

■ Eine weitere yogische Möglichkeit, die Haut zu verschönern, ist eine **Joghurtbehandlung**. Die Milchsäurebakterien im Joghurt wirken sich wohltuend auf den Säureschutzmantel der Haut aus. Für diese Behandlung kaufen Sie einen großen Becher sauren Joghurt (mit lebenden Milchsäurekulturen!), begeben sich damit in die Badewanne und machen eine Ganzkörpermassage. Lassen Sie den Joghurt ein paar Minuten einwirken, bevor Sie sich abduschen.

Joghurt ist auch ein gutes Mittel für eine gesunde Scheidenflora und

Die Bürstenmassage intensiviert die Durchblutung der Haut und bereitet sie auf die Ölmassage vor

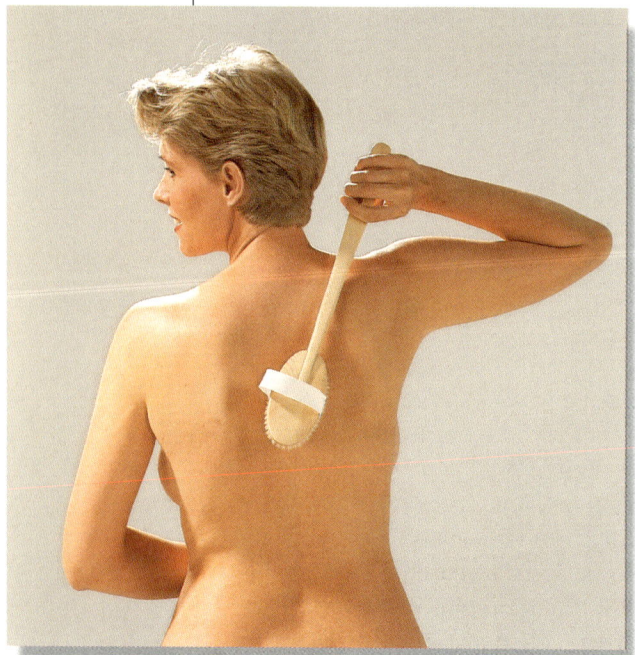

gegen Hefeinfektionen, die während der Schwangerschaft häufiger auftreten. Es reicht, die Vagina täglich mit ein wenig Joghurt einzureiben.

◼ **Die Brüste** haben keine Muskulatur, sie bestehen aus Drüsen- und Bindegewebe. Wenn sie einmal hängen, kann die betreffende Frau sie nicht in ihre ursprüngliche Form zurücktrainieren. Während der Schwangerschaft und Stillzeit wachsen die Brüste, werden schwerer und können so ihre Form verlieren. Um die Brust zu stützen, ist es empfehlenswert, während dieser Zeit einen BH zu tragen.

Die Brüste brauchen während der Schwangerschaft keine besondere Pflege. Sie sollten allerdings so viel wie möglich Luft und Sonne ausgesetzt werden. Waschen Sie Ihre Brüste mit kühlem Wasser, und trocknen Sie sie mit einem rauhen Handtuch ab. Auch die Reibung an der Kleidung bereitet die Brustwarzen auf das Stillen vor. Sie können zum Beispiel in einen BH Löcher für Warzen und Warzenvorhöfe schneiden.

Schwangere und stillende Mütter sollten ihre Brüste nicht mit Seife waschen, da Seife die Haut austrocknet. Das empfindliche Gewebe von Brustwarzen und Warzenvorhöfen kann rissig und wund werden.

Manche Frauen massieren ihre Brüste sanft, um sie auf das Stillen vorzubereiten. Sie sollten allerdings nicht allzu oft und zu intensiv an den Brustwarzen herumzupfen, das kann wehenauslösend sein.

Ausnahmen in der Brustpflege bilden sogenannte Flach- oder Hohlwarzen. Sollten Sie solche Brustwarzen haben, müssen Sie diese intensiver auf das Stillen vorbereiten. Es gelten dieselben allgemeinen Maßnahmen wie oben beschrieben. Zusätzlich sollten Sie einige Wochen vor der Geburt Brustschilde tragen, die den Warzen helfen sich aufzurichten. Lassen Sie sich am besten durch eine Laktationsberatung oder eine erfahrene Hebamme informieren.

◼ Ein Grundsatz beim Yoga ist: **Ohne Entspannung keine Anspannung** und umgekehrt. Das gilt besonders für eine Schwangere. Ihr Körper leistet viel und braucht deshalb mehr Ruhephasen, um leistungsfähig zu bleiben. Empfehlenswert ist, mindestens 2mal täglich eine 11minütige Tiefenentspannung zu machen. Nach 11 Minuten ist der Kreislauf noch nicht eingeschlafen, und Sie werden wieder hellwach, ohne sich zerschlagen zu fühlen. Die Anleitung für eine Tiefenentspannung finden Sie in dem Kapitel über Entspannung (siehe Seite 80).

Dem Bedürfnis nach einem Mittagsschlaf oder verlängerten Nachtschlaf sollten Sie unbedingt nachgeben. Die besten Stunden für einen erholsamen Schlaf sind übrigens die vor Mitternacht.

◼ Damit Sie sich wohl fühlen, tun Sie sich etwas Gutes und leisten Sie sich das ein oder andere schöne Kleidungsstück für die Zeit der Schwangerschaft. Die yogischen Lehren empfehlen helle Kleidung aus Naturfasern. Wenn Sie gedrückter Stimmung sind, hilft weiße Kleidung, Ihre Laune zu verbessern. Weiß vergrößert nämlich Ihr elektromagnetisches Feld und stärkt so indirekt die Nerven.

Yogische Ernährung für Schwangere

Die typische yogische Ernährung besteht in erster Linie aus Milch, Nüssen, frischem Gemüse, Früchten und Vollkornprodukten

Es ist allgemein bekannt, daß Yogis kein Fleisch essen. Viele denken, daß Yogis Vegetarier sind, weil sie Tiere nicht verletzen wollen oder weil ihre Religion das Fleischessen aus rituellen Gründen verbietet. Tatsache ist, daß Yogis kein Fleisch essen, weil sie es für zu schwer verdaulich halten. Um ein Optimum an essentieller Lebensenergie (Prana) in sich aufzunehmen, üben Yogis und Yoginis langes tiefes Atmen und nehmen nur Nahrungsmittel zu sich, die den Körper nicht belasten, sondern energetisieren. Die yogischen Lehren sagen, daß der Körper sogar Prana verbrauchen muß, um Fleisch zu verdauen. Der Mensch fühlt sich nach einer Fleischmahlzeit eher müde und schwer als gestärkt. Eine typische yogische Diät besteht deshalb aus Milch, Nüssen, Gemüse und Früchten. Alle diese naturbelassenen Nahrungsmittel haben einen hohen Anteil an Prana, das vom Körper leicht verwertet werden kann.

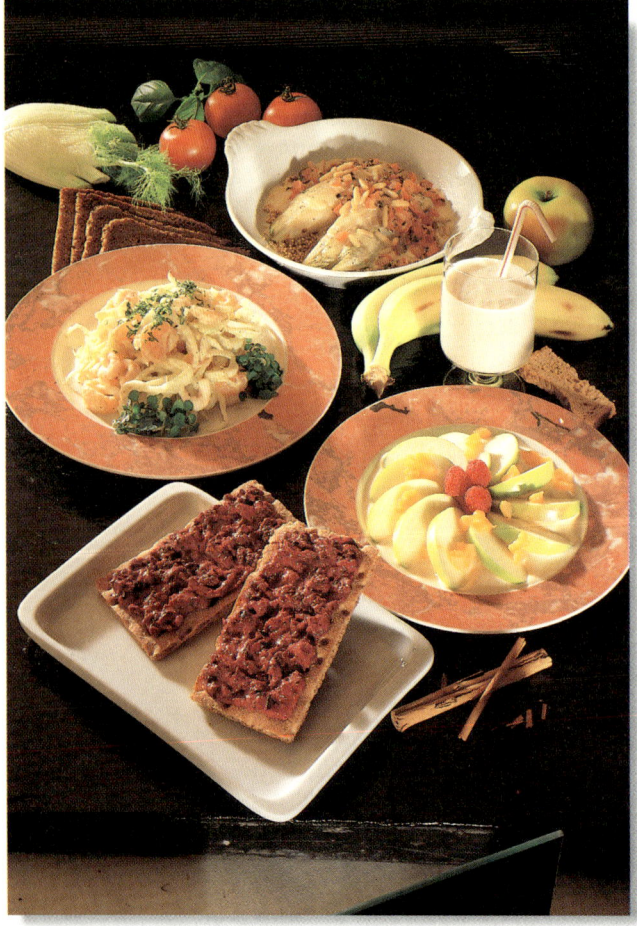

TIP

Genießen Sie pranische Nahrung wie frische Früchte oder rohes Gemüse, damit Sie auf feinstofflicher Ebene mit Lebensenergie versorgt sind. Rohkost ist außerdem reich an Vitaminen und Ballaststoffen.

Auch die Umgebung, in der die Nahrung zubereitet und gegessen wird, ist einem Yogi oder einer Yogini wichtig. Mit guten Gedanken soll gekocht und das fertige Essen vor der Mahlzeit gesegnet werden. Das gibt der Nahrung mehr Energie, und die Verdauungsorgane werden durch einen Moment der Besinnung auf ihre Arbeit eingestimmt. Viele Verdauungsprobleme resultieren aus hastig nebenbei in sich hineingeschlungenem Essen.

Wenn Sie als Schwangere bis jetzt Fleischesserin waren, sollten Sie nicht plötzlich aufhören, Fleisch zu essen. Eine allzu radikale Umstellung der Ernährungsweise in der Schwangerschaft ist nicht empfehlenswert, weil mit einer Ernährungsumstellung immer auch ein Entgiftungsprozeß einhergeht. Ihr Kind würde darunter leiden. Aus diesem Grund sind auch Reduktionsdiäten oder Entwässerungskuren wie zum Beispiel Reistage während der Schwangerschaft nicht zu empfehlen.

TIP

Wenn Sie auf Fleisch nicht verzichten wollen oder können, kaufen Sie nur Fleisch von jungen, gesund ernährten und natürlich gehaltenen Tieren. Die Investition kommt Ihrer Gesundheit und der Ihres Babys zugute.

Am besten ist mageres Fleisch von jungen, gesunden Tieren, die naturgerecht ernährt wurden und ausreichende Bewegung auf von Pestiziden relativ unverseuchten Weiden hatten. Sonst nehmen Sie mit dem Muskeleiweiß, dem Vitamin B_{12} und dem Eisen, das im Fleisch vorhanden ist, auch Hormone, Rückstände von Pestiziden und Medikamenten, zuviel schwerverdauliche Fette und Cholesterin zu sich. Eine höhere Geldausgabe für hochwertiges Fleisch lohnt sich also.

Wenn Sie Vegetarierin sind, müssen Sie in der Schwangerschaft nicht mit dem Fleischessen anfangen. Es ist eine kulturell überlieferte Annahme, daß nur Fleisch den Menschen mit allen lebenswichtigen Stoffen versorgen könnte, kein wissenschaftliches Faktum. Sie sollten allerdings darauf achten, daß Sie nicht zu viele nährstoffarme Produkte wie Weißmehl, weißen Zucker, fette Pommes frites und Konservennahrung zu sich nehmen, da Ihr Körper und auch der des Babys so unter einer schleichenden Unterversorgung mit Vitaminen, Spurenelementen und Mineralstoffen leiden könnte. Ob Sie nun Fleischesserin oder Vegetarierin sind, Sie ernähren sich während der Schwangerschaft richtig, wenn Sie auf die oben genannten Produkte weitgehend verzichten und unbehandelte, frische und vollwertige Nahrungsmittel zu sich nehmen. Damit können Sie auch unbeschwert Ihren wachsenden Hunger stillen. Sie sollen zwar nicht für zwei essen, aber mit dem wachsenden Bauch erhöht sich Ihr Bedarf an Eiweiß und Kohlenhydraten. Im letzten Drittel der Schwangerschaft verbrauchen Sie und Ihr Baby circa 600 Kilokalorien mehr als zum Beginn der Schwangerschaft. Einige Frauen nehmen trotz ausreichender Ernährung nur wenig zu, es gibt aber auch Frauen, die zum Ende der Schwangerschaft 20 Kilogramm mehr auf die Waage bringen. Das ist nach neuesten Erkenntnissen unbedenklich, wenn diese Frauen sich in der Schwangerschaft vollwertig ernährten. Gerade sehr schlanke Frauen brauchen sogar dieses Plus an Körpergewicht, um später die lange Stillphase körperlich durchhalten zu können.

TIP

Trinken Sie täglich mindestens zwei Liter Wasser und leichte Kräutertees, um Ihren Körper optimal mit Flüssigkeit zu versorgen.

„Ein richtiger Yogi ißt nur einmal am Tag." Diesen Ernährungstip sollte eine Schwangere nicht befolgen. Ihr Magen verkleinert sich durch das wachsende Kind, so daß es für Ihr Wohlbefinden ratsam ist, mehrere kleine Mahlzeiten über den Tag verteilt zu sich zu nehmen. Außerdem ist es ein guter yogischer Tip, nicht unbedingt kurz vor dem Schlafengehen zu essen. Gerade Schwangere leiden oft unter Schlaflosigkeit, die durch einen vollen Magen noch gefördert wird.

Ein anderer yogischer Rat ist für die Schwangerschaft goldrichtig: Yogis trinken viel Wasser, um Kreislauf und Ausscheidung zu unterstützen. Während der Schwangerschaft und Stillzeit sollten Sie mindestens zwei Liter Wasser oder Kräutertee zu sich nehmen, und zwar zusätzlich zu allen Suppen, Säften und Milchgetränken. Ein wunderbares yogisches Getränk, das Sie während der Schwangerschaft trinken dürfen, wenn Sie nicht zu vorzeitigen Wehen neigen, ist ein leichter **Ingwertee**. Ingwer stärkt die Nerven, unterstützt die Verdauung und wirkt sich wohltuend auf den Blutdruck aus. Hierfür reiben Sie etwas geschälte, frische Ingwerwurzel (circa einen Eßlöffel) in einen Liter Wasser und lassen das Getränk etwa zwanzig Minuten leise köcheln. Schmecken Sie den Tee mit etwas Milch und Honig ab. Guten Appetit!

Es gibt einige Nahrungsmittel, die Yogis wegen ihres Pranagehaltes gerne genießen, und die für Schwangere gute Mineralstoff- und Vitaminlieferanten sind. **Algen** zum Beispiel haben einen hohen Anteil an Kalzium und Jod. Kalzium ist wichtig für den Knochenaufbau und bestimmte Nerven- und Zellfunktionen. Jod unterstützt die Schilddrüsenfunktion. Einige Algen schmecken intensiv nach Meerwasser. Die kleinen Azuki-Algen sind aber geschmacksneutral und leicht zuzubereiten. **Milchprodukte** haben einen hohen Anteil an Eiweiß, Kalzium und Vitamin B_{12}. Joghurt, Quark oder Hüttenkäse sind leichter verdaulich als Hartkäse. **Nüsse und Samen** sind reich an Eiweißen, Vitaminen, Kalzium, Magnesium und gesunden Fetten. Empfehlenswert ist Tahin. Tahin ist Sesammus, den Sie im Reformhaus oder Naturkostladen kaufen können. Tahin ist reich an Kalzium und Proteinen.

Eisenmangel kann für manche Schwangere zu einem Problem werden. **Obst und rohes Gemüse** enthalten, außer Vitaminen und viel Prana, Eisen. Kauen Sie die Rohkost immer besonders gründlich, damit Sie keine Blähungen bekommen. Reich an Eisen sind zum Beispiel getrocknete Aprikosen. Ein besonders leckeres yogisches Rezept ist Aprikosenmus: Weichen Sie einfach getrocknete Aprikosen über Nacht in Wasser ein und genießen täglich ein Schälchen von dem Mus. **Vollkorngetreide** ist natürlich ein wichtiger Bestandteil der yogischen

Ernährung. In Verbindung mit Milch-
produkten, Tofu oder gut gekochten
Hülsenfrüchten ist es ein wertvoller
Eiweißlieferant. Vollkorn enthält außerdem B-Vitamine, Mineralien und Ballaststoffe für eine gute Verdauung.
Manche Vollkornsorten wie Weizen
oder Gerste müssen über Stunden ein-
geweicht werden und lange kochen.
Hirse dagegen ist leicht zuzubereiten.
Sie ist reich an Kieselsäure.
Das Kundalini-Yoga empfiehlt, viele
Gerichte mit **Pfeffer** zu würzen, der
verdauungsfördernd und erwärmend
ist. Streuen Sie sich ab und zu etwas
frischgemahlenen Pfeffer über die
Gerichte, um Ihre Verdauung zu unterstützen.
Eine gute Methode zu würzen, und
sich gleichzeitig mit B-Vitaminen zu
versorgen, ist es, Hefeflocken über
eine Mahlzeit zu streuen.
Salzen Sie nicht übermäßig, um Ihre
Nieren nicht zu belasten. Ein vollstän-
diger Verzicht auf Kochsalz soll allerdings bestimmte Schwangerschaftser-
krankungen begünstigen. Wie Sie sich
auch ernähren, der wichtigste yogische Ratschlag ist, sich Zeit zu nehmen und Ihre Nahrung bewußt zu
genießen.

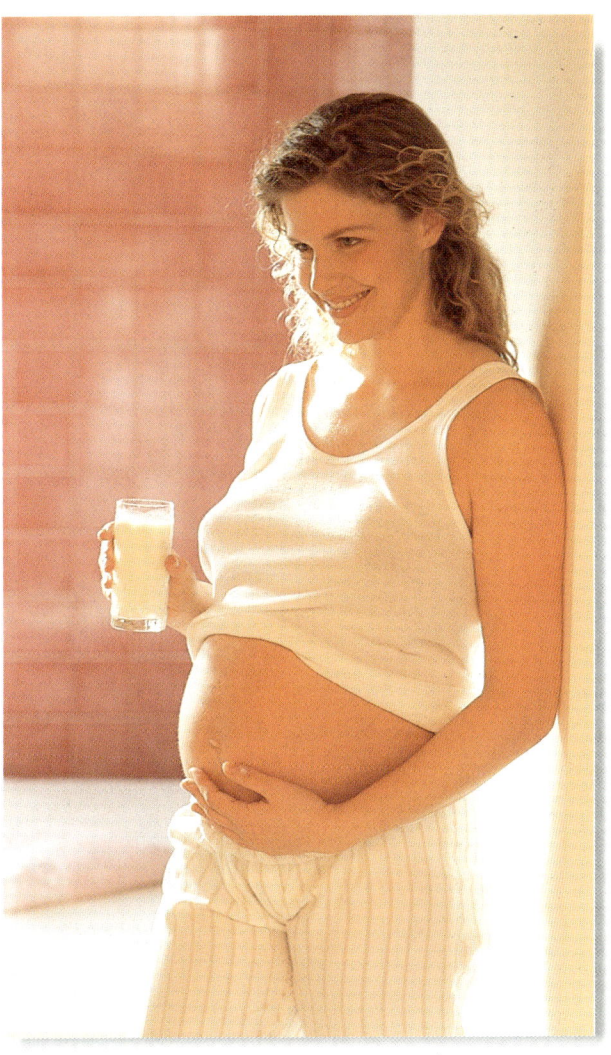

Milchprodukte sind
wichtig für die Ver-
sorgung mit Kalzium
und Vitamin B_{12}

Was passiert in der Schwangerschaft?

Wie alles im Leben unterliegt auch die Schwangerschaft Phasen des Wachstums, der Stabilität und des Vergehens. In Indien werden diese Phasen durch die Gottheiten Vishnu, Brahma und Shiva symbolisiert.

Buddha Sakyamuni wird aus der rechten Achsel der Königin Maya geboren

Der Gott **Vishnu** ist der Ursprung und Erhalter des Universums. Der Gott **Brahma** wird aus einer Lotusblume geboren, die Vishnu aus dem Bauchnabel wächst. Brahma erschafft die Welt. Vishnu wirkt danach als ihr Erhalter. Da alles auf der Welt sich ständig verändern muß, um weiter existieren zu können, muß es auch einen Gott geben, der das Prinzip von Zerstörung und Transformation verkörpert. Diese Gottheit heißt **Shiva**. Shiva wird in Indien als der Erneuerer und Befreier verehrt.

Das Prinzip der drei Gottheiten wirkt in der kleinsten Zelle bis hin zu Planetensystemen. Überall werden Welten aufgebaut, erhalten und wieder zerstört, um Platz für Neues zu schaffen. Brahma als der schöpferische, aufbauende Aspekt, dessen Aktivität oft mit Tumult und Chaos einhergeht, wirkt in den ersten Monaten einer Schwangerschaft.

Seine Kennzeichen sind neben Freude und Hoffnung oftmals Chaos und Verwirrung, und zwar körperlicher und seelischer Art. Der mütterliche Stoffwechsel stellt sich mit Hilfe von Hormonen darauf ein, die Bedürfnisse des werdenden Kindes zu erfüllen. Die Gebärmutter muß in ihrer Bewegung gedämpft werden, damit der Embryo in Ruhe gedeihen kann und nicht etwa vorzeitig ausgetrieben wird. Außerdem soll die Gebärmutter wachsen und das Baby versorgen, sie muß deshalb besonders gut durchblutet sein.

Viele Schwangere wirken in der ersten Zeit der Schwangerschaft runder, weil ihr Körper jetzt schon Flüssigkeitsreserven anlegt. Er braucht diese Flüssigkeit für eine vermehrte Blutbildung und für das Fruchtwasser, in dem das Baby schwimmt.

Meist machen sich die schwangerschaftsbedingten Veränderungen durch Übelkeit, Erbrechen, merkwürdige Gelüste, Geruchsempfindlichkeit, Müdigkeit, Spannen der Brüste und stärkere Gefühlsschwankungen bemerkbar.

Selbst eine Frau, die sich vielleicht immer ein Kind gewünscht hat, wird sich jetzt viele Fragen stellen: „Will ich das Kind wirklich? Wie werde ich mit allen Veränderungen zurechtkommen? Werde ich meinen Beruf aufgeben müssen? Werde ich es schaffen? Wie werden die Geschwister reagieren? Was wird mein Partner sagen?"

Einige Frauen, die ungeplant schwanger wurden, müssen sich in dieser Zeit zu einer Entscheidung für oder gegen das Kind durchringen.

Für viele Schwangere ist die erste Zeit der Schwangerschaft also nicht immer leicht zu bewältigen. Hinzu kommt, daß man der Frau ihre Schwangerschaft so früh selten ansieht. Sie bekommt noch wenig Verständnis und Unterstützung von außen.

Bis zur 16. Schwangerschaftswoche hat sich der Stoffwechsel der Frau umgestellt, und Körper und Geist haben sich dem in ihr wachsenden Leben angepaßt. Die nun folgenden Monate sind von Vishnu, dem erhaltenden Aspekt, bestimmt. Für viele schwangere Frauen beginnt nun eine intensive Zeit, die schöne und besondere Momente in sich birgt.

Der 120. Tag nach der Empfängnis fällt in die **achtzehnte Lebenswoche** des Kindes. In der indischen Philosophie ist dieser Tag sehr bedeutsam. Die Seele des Kindes verbindet sich an dem Tag fest mit seinem neuen Körper. In den Wochen vorher war die Verbindung lose, und das Kind hätte leicht wieder gehen können. Die Schwangerschaft wird an dem 120. Tag nach der Empfängnis öffentlich bekanntgegeben. Außerdem wird die werdende Mutter gefeiert. Freunde und Verwandte übermitteln Segenswünsche und Gebete für das Wohlergehen der Schwangeren und ihres Kindes. Die werdende Mutter bekommt Geschenke. Später meditiert sie und sucht den inneren Kontakt zu ihrem Baby.

> **TIP**
>
> *Die Yogalehre sagt, daß die Zeit vom 120. Tag bis zur Geburt die einzige Zeit ist, in der man sein Kind erziehen kann. Das Unterbewußtsein des Kindes ist in dieser Zeit sehr offen und beeindruckbar. Das Kind erfährt eine Prägung für das Leben.*

Die meisten Schwangeren werden zeitweise von Ängsten, Zweifeln und Niedergeschlagenheit gequält. Das ist ganz normal, denn es ist eine große Herausforderung, Mutter zu werden. Es ist aber wichtig, dem Kind zu zeigen, daß man versucht, solche Zustände zu bewältigen und an sich arbeitet. Hel-

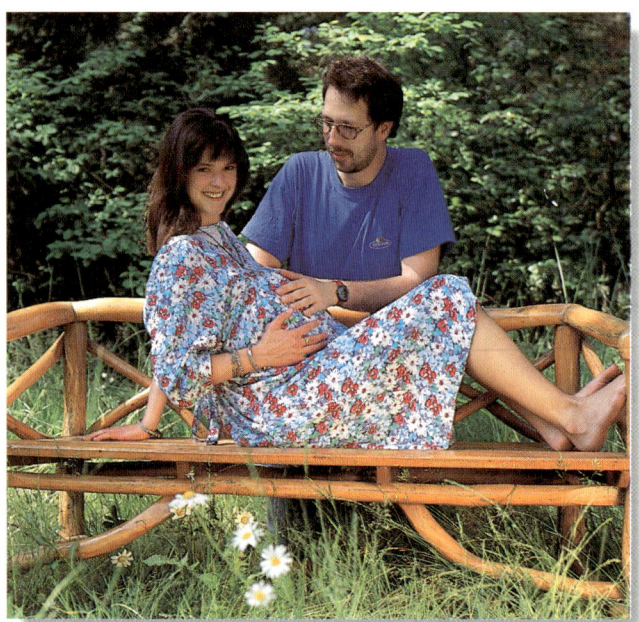

Der Austausch mit anderen Schwangeren, dem Partner oder guten Freunden hilft, Ängste zu besprechen und zu überwinden

fen können der Austausch mit anderen Schwangeren im Geburtsvorbereitungskurs und Gespräche mit Freunden und Fachpersonen.

Dringend notwendig ist es, daß sich die werdende Mutter Raum und Zeit für sich nimmt und sich selber Gutes tut.

Zwischen der 16. und 18. Schwangerschaftswoche wird bei den Frauen über 36 Jahren meist eine Fruchtwasseruntersuchung (Amniozentese) durchgeführt. Mit dieser Methode läßt sich feststellen, ob das Baby Unregelmäßigkeiten an seinen Erbinformationsträgern, den Chromosomen, aufweist. Chromosomenanomalien sind die Ursachen für den Mongolismus und andere Krankheiten. Leider müssen die untersuchten Frauen bis zu drei Wochen auf das Untersuchungsergebnis warten, so daß sie es meist nicht wagen, in dieser Zeit bereits eine

intensive Verbindung zu ihrem Baby aufzubauen. Viele Frauen leiden darunter und haben manchmal Schuldgefühle ihrem Baby gegenüber. Sprechen Sie mit Ihrem Partner und guten Freundinnen über solche Gefühle! Zwischen der 18. und 20. Woche der Schwangerschaft sind die ersten Kindsbewegungen zu spüren. Sie werden oft mit dem zarten Flattern von Schmetterlingsflügeln verglichen. Von außen sind die ersten Kindsbewegungen zwischen der 21. und 24. Woche zu fühlen.

Endlich ist auch der Bauch zu sehen. Nach 24 Wochen hat der obere Teil der Gebärmutter den Bauchnabel erreicht. Der Nabel beginnt sich manchmal sogar nach außen zu stülpen.

Der Nabelpunkt ist im Yoga sehr bedeutend. Er kennzeichnet die Körpermitte. 72 000 feinstoffliche Nerven, sogenannte Nadis, enden dort. Wird der Nabelpunkt während der Schwangerschaft nach außen gedrückt, so macht das die Frau empfindlicher für ihre Umgebung. Ihr Nabelpunkt arbeitet wie eine Antenne. „Aus dem Bauch heraus" erspürt sie, ob eine Situation, bestimmte Menschen und Orte gut für sie und das in ihr wachsende Kind sind.

In den letzten Monaten der Schwangerschaft ändert sich der erhaltende Aspekt Vishnus allmählich in den verwandelnden Aspekt Shivas. Shiva steht für Transformation, die Bereitschaft für den Übergang in ein neues Dasein. Für viele Frauen wird die Schwangerschaft beschwerlicher. Die Schwangerschaft ist ab jetzt auch eine mechanische Leistung des Körpers, denn der kräftig wachsende Bauch verdrängt den Darm, den Magen und drückt auf Blase und Harnleiter. Folgen davon sind Verstopfung und Sodbrennen. Zeitweise kommt es zwischen der 33. und 36. Woche zu Kurzatmigkeit, weil die Gebärmutter bis unter den Rippenbogen wächst. Das nimmt der Lunge Platz weg. Diese Beschwerden verschwinden wieder, wenn das Kind ab der 36. Woche von der Gebärmutter in Richtung Becken gedrückt wird. Nun aber wird die Blase komprimiert und die werdende Mutter muß häufiger Wasser lassen.

Die Wirbelsäule und das Becken einer Schwangeren werden in den Wochen vor dem Geburtstermin durch das Gewicht des heranwachsenden Babys belastet. Ist die Haltung nicht so gut, leiden die betreffenden Frauen oft unter Rückenschmerzen.

Das Herz arbeitet kräftig, denn es muß bis zu 50 Prozent mehr Blut durch den Körper pumpen als vor der Schwangerschaft.

Man hat festgestellt, daß eine Frau in der Spätschwangerschaft, wenn sie einfach nur ruht, eine mittelschwere Arbeit leistet. Kommt eine normalerweise mittelschwere Arbeit, wie Hausarbeit, hinzu, leistet sie Schwerstarbeit. Das Baby macht sich nicht mehr nur ganz zart bemerkbar, die werdende Mutter wird jetzt von ihm bestimmt. Manchmal möchte es sich nachts in ihrem Bauch kräftig bewegen, wenn sie schlafen will. Es reagiert merklich auf laute Geräusche und auf Berührungen von außen. Die Sehnsucht vieler Mütter, das Kind endlich leibhaftig im Arm zu halten, wächst täglich.

Am Ende der Schwangerschaft sind Kreislauf und Stoffwechsel der werdenden Mutter an die Grenze ihrer Belastbarkeit gekommen. Auch das Baby ist so groß geworden, daß es sich in der eng gewordenen Gebärmutter kaum noch bewegen kann. Die Gebärmutter stellt ihre Funktion als lebenserhaltendes, geschlossenes Gefäß auf eine das Kind austreibende Funktion um. Die Geburt setzt ein: Brahma, das schöpferische Prinzip, und Shiva, das zerstörende, transformierende Prinzip, begegnen sich bei der Geburt, ein Kreis schließt sich.

Während der Schwangerschaft wird eine Frau sensibler für sich und das Baby

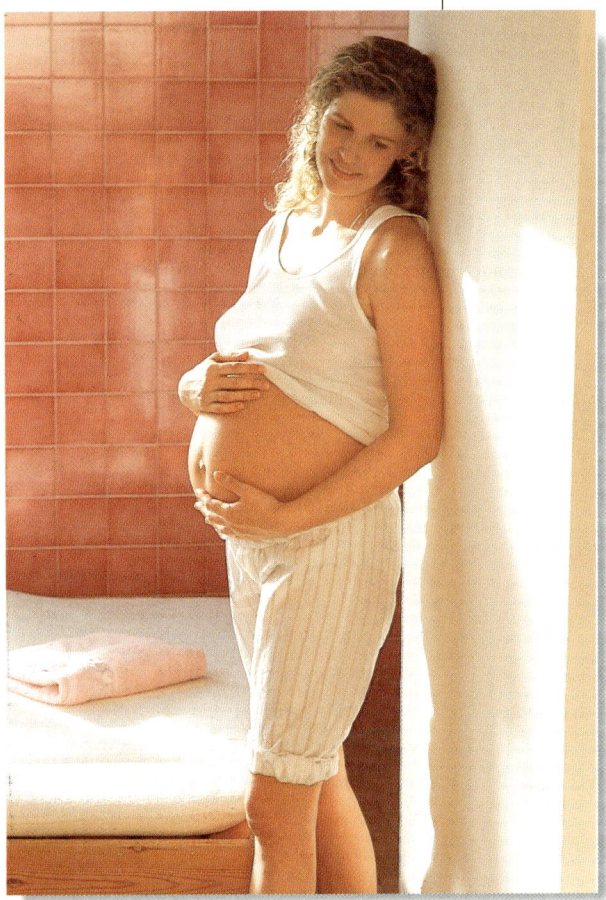

33

Schwangerschafts-beschwerden

Eine Schwangerschaft ist kein krankhafter Zustand. Sie bedeutet für Ihren Körper aber eine zusätzliche Belastung. Er ist naturgemäß gut ausgestattet, um mit dieser Mehrbelastung umgehen zu können. Wenn eine Schwangere jedoch aus den verschiedensten Gründen nicht auf sich achten kann, so ist die schwangerschaftsbedingte Mehrbelastung für die Organe, die Muskeln und das Skelett sehr beschwerlich und macht sich der Betreffenden oft schmerzhaft bemerkbar. Nicht alle, aber die meisten Beschwerden lassen sich durch ein der Schwangerschaft angepaßtes Verhalten lindern und manchmal sogar beseitigen.

Typische Beschwerden während der Frühschwangerschaft

Die Brust vergrößert sich. Das Drüsengewebe wächst. Die Brüste bereiten sich so auf die Milchproduktion für die Stillzeit vor. Sie werden in der Schwangerschaft viel stärker durchblutet. Es kommt zu Flüssigkeitsansammlungen im Gewebe. Die Brüste fühlen sich fest an und sind empfindlich. Manche Frauen spüren ein Prickeln oder gelegentlich einen stechenden Schmerz.

■ Massieren Sie Ihre Brüste täglich sanft, und machen Sie warme und kalte Umschläge mit Lavendel. Dazu verwenden Sie reines Lavendelöl. Geben Sie ein paar Tropfen dieses Öles in eine Schüssel mit warmem oder kaltem Wasser.

Ihr Nervensystem ist durch die körperlichen Veränderungen und mehr noch durch die emotionalen Wechselbäder, die eine Schwangerschaft mit sich bringt, oftmals überfordert. Sie fühlen sich wie ohne Haut, regen sich leicht über Kleinigkeiten auf und sind nicht sehr belastbar.

■ Ruhen Sie sich so oft wie möglich aus.

■ Üben Sie immer wieder lang und tief zu atmen. Stellen Sie sich vor, daß mit dem Ausatmen alle Spannung, Nervosität und Ängstlichkeit aus Ihnen hinausfließt. Atmen Sie Licht und Lebensenergie ein.

■ Sprechen Sie über Ihre Zweifel, Belastungen und Ängste.

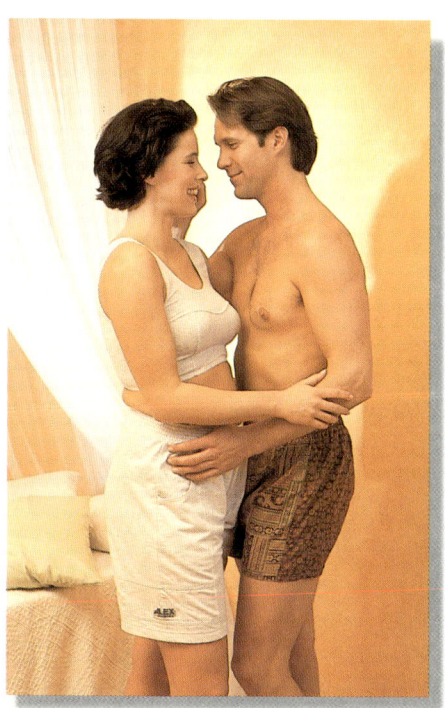

Sprechen Sie mit Ihrem Partner über die Probleme, die Sie belasten

■ Achten Sie auf Ihre Ernährung: weißer Zucker und Weißmehl sind Vitamin-B-Räuber. Besonders Vitamin B$_{12}$ ist ein wichtiges Nervenvitamin. Klären Sie mit Ihrer Ärztin oder Ihrem Arzt, ob bei Ihnen ein Kalzium-Magnesium-Mangel vorliegt.

■ Trinken Sie Ingwertee, wenn Sie nicht unter vorzeitigen Wehen leiden.

■ Auf Seite 82 ist eine Meditation für starke Nerven beschrieben.

Übelkeit ist ein weitverbreitetes Problem in den ersten Monaten der Schwangerschaft. Ihr Körper macht eine elementare Stoffwechselumstellung durch, weil er sich auf die Bedürfnisse des in Ihnen wachsenden Kindes einstellt. Es gibt dabei auch eine seelische Komponente: Ihre Lebenssituation verändert sich, und viele Fragen wollen geklärt werden. Der daraus resultierende Streß kann sich in Übelkeit ausdrücken. Wenn nach den ersten drei Monaten die Übelkeit unvermindert anhält, sollten Sie Ihre Ärztin oder Ihren Arzt konsultieren.

■ Essen Sie fünf bis sechs kleine Mahlzeiten am Tag. Vermeiden Sie es, längere Zeit nichts zu essen.

■ Trinken Sie viel, am besten zwischen den Mahlzeiten.

■ Achten Sie beim Kochen auf genügend Frischluftzufuhr, um Küchengerüche und den dadurch ausgelösten Brechreiz zu verringern.

■ Nehmen Sie keine fetten, schwerverdaulichen oder gebratenen Speisen zu sich, aber geben Sie Ihren Gelüsten, besonders nach Saurem, ruhig nach.

■ Legen Sie vor dem Schlafengehen etwas Zwieback, trockenes Brot oder trockene Getreideflocken auf Ihren Nachttisch. Essen Sie gleich nach dem Aufwachen davon. Stehen Sie dann langsam auf.

■ Vermeiden Sie plötzliche heftige Bewegungen.

■ Manchmal hilft es, sich zu entspannen, die Situation zu akzeptieren und den Humor nicht zu verlieren.

Hefeinfektionen können während der Schwangerschaft immer wieder auftreten. Wichtig ist, daß Sie rechtzeitig vorbeugen, damit Ihr Baby sich während der Geburt nicht ansteckt. Außerdem bleiben Ihnen Beschwerden wie Brennen und spröde Scheidenwände erspart. Sie sollten erste Anzeichen wie Rötung, starken Juckreiz und flockigen Ausfluß ernst nehmen. Der Grund für eine vaginale Pilzinfektion liegt in einem veränderten Milieu der Scheidenflora. Hefepilze können sich leichter ansiedeln.

■ Fachleute raten, den Zucker- und Weißmehlkonsum einzuschränken. Zucker und Weißmehl verstärken die Anfälligkeit für eine Hefeinfektion.

■ Auch das Tragen von enger, synthetischer Wäsche ist nicht empfehlenswert. Bequeme Wäsche aus Naturfasern hält die Vaginalflora gesund.

■ Behandeln Sie Ihre Vagina täglich mit etwas saurem Joghurt, seine Milchsäurebakterien wirken stabilisierend auf die Scheidenflora.

Typische Beschwerden in den mittleren und letzten Monaten

Vielleicht haben Sie, wie viele Frauen, schon immer unter **niedrigem Blutdruck** gelitten. Diese Tendenz kann sich während einer Schwangerschaft verstärken, denn bestimmte Hormone wirken entspannend auf die glatte Muskulatur, aus der auch die Blutgefäße bestehen. Die Symptome für einen niedrigen Blutdruck sind Müdigkeit und Schwindelgefühle, vor allem beim Aufstehen.

■ Eine kühle Dusche regt den Kreislauf an.

■ Sie können Ihre Füße und Beine bis zu den Knien mit kaltem Wasser waschen. Sie werden sich nach einer solchen Waschung erfrischt und wach fühlen.

■ Wenn Sie keine Krampfadern haben, tut eine Brüstenmassage mit einer Saunabürste sehr gut.

■ Nehmen Sie viel Flüssigkeit zu sich. Ingwertee und Yogi-Tee (im Naturkostladen erhältlich) wirken kreislaufstabilisierend.

■ Reines ätherisches Rosmarinöl regt den Blutdruck an. Deshalb darf man dieses Öl während der Schwangerschaft bei normalem oder erhöhtem Blutdruck auf keinen Fall verwenden. Massieren Sie Ihren Körper nur bei niedrigem Blutdruck mit einer Mixtur aus Mandel- und Rosmarinöl: Mischen Sie 100 Milliliter Mandelöl mit fünf bis 10 Tropfen Rosmarinöl.

■ Atmen Sie zweimal täglich fünf Minuten nur durch das rechte Nasenloch.

■ Bewegen Sie sich viel, am besten an frischer Luft, und machen Sie regelmäßig Yoga.

Einen **Bluthochdruck** sollten Sie immer von Ihrer Ärztin oder Ihrem Arzt abklären lassen. Sie oder er wird

Rosmarinöl in der Schwangerschaft nur bei niedrigem Blutdruck verwenden

herausfinden wollen, ob der Bluthochdruck bedenklich oder möglicherweise Vorzeichen einer Gestose (Schwangerschaftserkrankung) ist. Ein hoher Blutdruck ist oft eine Folge von Anspannung, Streß und Druck.

■ Trinken Sie viel, und kontrollieren Sie Ihren Salzverbrauch. Verzichten Sie jedoch nicht ganz auf Salz.

■ Seien Sie vorsichtig mit stark gewürzten Speisen.

■ Entspannen Sie sich regelmäßig. Hilfreich und wirkungsvoll sind mindestens zweimal täglich 30 Minuten Tiefenentspannung.

■ Atmen Sie zweimal täglich fünf Minuten lang nur durch das linke Nasenloch.

■ Yoga entspannt und bringt Sie in Ihre Mitte.

■ Lernen Sie, Ihre Probleme, Ängste und Bedürfnisse wahrzunehmen und darüber zu sprechen.

Verstopfungen sind bei vielen Schwangeren an der Tagesordnung. Die Bewegungen, die der Darm macht, um den Nahrungsbrei vorwärts zu schieben, sind während der Schwangerschaft schwächer. Der Körper möchte die Gebärmutter ruhigstellen. Der Darm ist von dieser Vorsichtsmaßnahme mitbetroffen. Außerdem wird er ein wenig zusammengedrückt, wenn Ihre Gebärmutter wächst. Seine gesunde Funktion ist jedoch wichtig, damit Sie und Ihr Kind ausreichend mit Nährstoffen versorgt sind.

■ Viel Bewegung, wie Yoga, Spazierengehen, Schwimmen und je nach Können und Wetterlage sogar Fahrradfahren, hält den Darm in Schwung.

■ Langes, tiefes Atmen und tägliche Entspannungsübungen entkrampfen den Darm.

■ Trinken Sie viel, damit der Darm gut mit Flüssigkeit versorgt ist und der Stuhl nicht zu fest wird.

■ Rohkost, Obst und Vollkornprodukte wirken durch ihre Ballaststoffe wie Darmbürsten und versorgen Sie mit Vitaminen und Mineralien. Joghurt hat eine gute Wirkung auf die Darmflora.

■ Nehmen Sie keine Abführmittel, um die Wehen nicht anzuregen. Nach Absprache mit Arzt oder Ärztin können Sie vor dem Frühstück fünf eingeweichte Trockenpflaumen mit einem Eßlöffel Leinsamen und zwei Eßlöffeln Kleie zu sich nehmen, um die Verdauung anzuregen.

Leistenschmerzen haben eine harmlose Ursache: Sie werden durch das Wachstum der Gebärmutter und die Dehnung der Bänder, die sie halten, ausgelöst. Ein Ziehen macht sich am vorderen Becken bemerkbar.

■ Achten Sie auf eine gute Haltung.

■ Massieren Sie Ihre Leistengegend mit einer Mischung aus Mandel- und Lavendelöl. Dazu nehmen Sie fünf bis 10 Tropfen reines Lavendelöl auf 100 Milliliter Mandelöl.

■ Machen Sie Beckenkreise, um das Becken zu entspannen (siehe Seite 73).

Rückenbeschwerden sind außerordentlich unangenehme Begleiterscheinungen vieler Schwangerschaften. Schmerzen treten am Kreuzbein oder Lendenwirbelbereich auf. Sie sind im gesamten Bereich des unteren Rückens spürbar. Manchmal verspannt sich zusätzlich der obere Rücken, und Sie leiden unter Kopf- und Nackenschmerzen.

Oft fühlen Schwangere ein schmerzhaftes Ziehen vom Kreuzbein über die Beinrückenseite bis hin zu Wade und Fuß. Der längste und dickste Nerv des Menschen, der Ischiasnerv, macht sich auf unerfreuliche Weise bemerkbar. Diese Beschwerden werden unter anderem von bestimmten Schwangerschaftshormonen verursacht, die ein Auflockern des Bindegewebes, das heißt auch der Bandscheiben, verursachen. Zusätzlich drückt das wachsende Kind auf die Wirbelsäule. Wenn Haltungsfehler, zu schweres Tragen oder Streß dazukommen, verliert die Wirbelsäule ihre ursprüngliche Stabilität, so daß austretende Nerven von den Wirbeln gereizt und sogar gedrückt werden. Es kann dabei zu Prickeln und Taubheitsgefühlen in Armen und Beinen kommen. Zusätzliche Haltungsfehler und Fehlbelastungen des Rückens machen sich sofort bemerkbar.

■ Korrigieren Sie Ihre Haltung.

■ Überlassen Sie das Tragen von schweren Gegenständen und Arbeiten, die den Rücken allzusehr belasten, lieber anderen. Wenn Sie aber doch tragen müssen, dann umfassen Sie den Gegenstand und tragen ihn dicht am Körper. Besser ist es, wenn Sie die Last gleichmäßig auf beide Körperseiten verteilen (zum Beispiel Ihre Einkäufe). Haben Sie ein kleines Kind im Hause, dann begeben Sie sich auf seine Ebene, anstatt es dauernd zu tragen.

■ Einige Physiotherapeutinnen empfehlen in den letzten Monaten der Schwangerschaft die Seitenlage als Ruhelage, da diese den Rücken am wenigsten belastet (siehe Seite 80).

■ Beim Aufstehen aus dem Bett setzen Sie zuerst Ihre Füße auf den Boden und richten sich dabei seitlich auf.

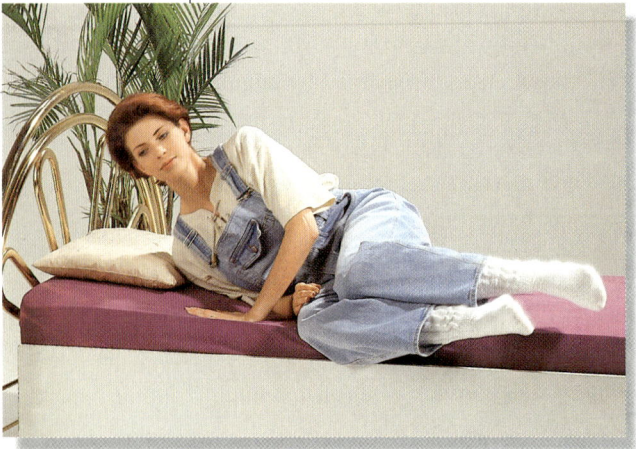

Das Aufstehen über die Seite schont die Wirbelsäule

■ Achten Sie auf eine gute Matratze.

■ Bequeme Schuhe helfen Rückenschmerzen zu vermeiden.

■ Bewegen Sie sich viel, um die Rückenmuskeln zu stärken. Schwimmen, Gehen und Yoga sind sehr hilfreich.

■ Vermeiden Sie zu langes Stehen und zu langes Sitzen.

■ Strecken und recken Sie sich häufig.

■ Machen Sie spezielle Yogaübungen für den Rücken (siehe Seite 68).

■ Lassen Sie sich den Rücken massieren.

■ Nicht zuletzt kann Streß Rückenschmerzen verursachen oder verstärken, da sich die Rückenmuskeln verspannen. Achten Sie auf genügend Entspannung und Muße.

Wadenkrämpfe haben oft ihre Ursache in einem Magnesiummangel, der auch ein Grund für Gebärmutterkrämpfe sein kann. Manchmal kommt es auch bei einer Neigung zu Krampfadern zu Wadenkrämpfen.

■ Klären Sie das Problem mit Ihrer Ärztin oder Ihrem Arzt.

■ Nehmen Sie, nach Absprache mit Ihrer Fachbetreuung, Magnesiumzusätze zum Beispiel in Tablettenform zu sich.

■ Nüsse, besonders Mandeln, Sellerie, grünes Blattgemüse, Vollkorngetreide und Äpfel enthalten viel Magnesium.

Sodbrennen ist eine harmlose, aber lästige Störung des Wohlbefindens. Ursachen gibt es mehrere. In der Schwangerschaft wird mehr Magensäure produziert als zuvor, zusätzlich verkleinert das wachsende Kind den Magen. Das Ventil am Mageneingang ist entspannt und erlaubt so einem kleinen Teil der scharfen Magensäure, in die Speiseröhre aufzusteigen.

■ Nehmen Sie täglich fünf bis sechs kleinere Mahlzeiten zu sich, statt drei große.

■ Verzichten Sie auf Fett, Zucker, Honig, Kaffee und starke Gewürze. Diese Nahrungs- und Genußmittel übersäuern den Magen.

■ Nehmen Sie sich Zeit für die Mahlzeiten und kauen Sie gut.

■ Ruhen Sie sich nach dem Essen mit etwas erhöhtem Oberkörper aus.

■ Heilerde, Haselnüsse, Mandeln und trockene Haferflocken binden Säure. Fencheltee beruhigt den Magen.

■ Atmen Sie lang und tief, und tragen Sie Kleidung, die besonders an der Taille bequem und locker sitzt.

Schlafprobleme haben vielfältige Ursachen. Vielleicht geht Ihnen in der aufregenden Zeit der Schwangerschaft viel im Kopf herum. Sie können einfach nicht abschalten. So vieles möchte bedacht werden. Das Kind ist inzwischen sehr groß, und Sie können nur in ein oder zwei Positionen tiefe Ruhe finden. Sie wachen immer wieder auf, um eine neue Lage zu finden. Ihr Baby drückt vielleicht auf die Blase, und Sie müssen nachts mehrmals zur Toilette gehen. Zudem führt Ihr Kind auch schon ein Eigenleben. Es wird gerade dann munter und tritt kräftig, wenn Sie schlafen wollen. Weise Stimmen sagen, daß die nächtliche Präsenz des Kindes in der späteren Schwangerschaft die werdende Mutter auf die Nächte in den ersten Wochen nach der Geburt vorbereitet.
■ Vor dem Schlafengehen ist es manchmal hilfreich, die Füße mit kaltem Wasser zu waschen, gut abzutrocknen und mit Mandelöl zu massieren.
■ Wenn Sie nicht einschlafen können, weil so viele Gedanken und Gefühle durch Ihren Kopf kreisen, dann helfen vielleicht Atem- und Entspannungsübungen (siehe Seite 67 bis 68).
■ Reden Sie auch über Ihre Probleme, Gedanken und Gefühle, um sich zu entlasten.
■ Verabschieden Sie den Tag innerlich, und lassen Sie ihn gehen.
■ Achten Sie darauf, daß Sie bequem gelagert sind.

Krampfadern am After werden **Hämorrhoiden** genannt. Sie können entstehen, weil durch den Druck, den das Gewicht des Kindes auf den Beckenboden ausübt, der Rückfluß des Blutes im Bereich des Afters erschwert wird. Kleinere Hämorrhoiden verschwinden nach der Geburt wieder.
Alle Mehrbelastungen des Beckenbodens durch Verstopfung oder das Heben von schweren Lasten, vergrößern die Hämorrhoiden.
■ Achten Sie auf eine gute Verdauung, indem Sie genügend Vollkorn- und Rohkost zu sich nehmen.
■ Trinken Sie viel.
■ Langes, tiefes Atmen unterstützt die Verdauung.
■ Ein Tip aus dem Yoga ist, in Hockstellung auf die Toilette zu gehen oder die Füße auf einen Hocker zu stellen, um die Darmentleerung zu erleichtern.
■ Machen Sie Übungen für den Beckenboden (siehe Seite 76 bis 77).
■ Heilend und schmerzlindernd wirken kühle Sitzbäder mit Eichenrinde oder Kamille oder Eiswürfel, die man in eine Mullwindel wickelt und auf die schmerzende Stelle legt.

Viele Schwangere leiden unter **Krampfadern**. Durch den Druck, den das Gewicht des Kindes auf die Beckenvenen ausübt, staut sich das Blut in den Gefäßen der Beine. Die Wände einiger Venen dehnen sich auf und es entstehen Krampfadern. Die Anlage zu Krampfadern kann vererbt sein.

- Tragen Sie gutsitzende und bequeme Schuhe.
- Schlagen Sie Ihre Beine nicht übereinander, sondern legen Sie sie öfter mal hoch.
- Viel Bewegung unterstützt die Tätigkeit der Venen. Wechseln Sie häufig zwischen Sitzen und Stehen.
- Tragen Sie keine engen und einschnürenden Kleidungsstücke. Eine vom Fachpersonal angepaßte Kompressionsstrumpfhose tut manchmal gute Dienste.
- Kalter Quark wirkt kühlend und lindert die Beschwerden.
- Duschen Sie Ihre Beine von den Knien abwärts mit kaltem Wasser ab.
- Vitamin C und E stärken unter anderem die Blutgefäße.

So manche Schwangere leidet an **geschwollenen Füßen und Händen**. Auch hier liegt die Ursache der Beschwerden meist in dem Druck der großen, schweren Gebärmutter auf die Beckengefäße. Flüssigkeit staut sich in den Beinen. Die Wände der Venen sind schlaffer als im nichtschwangeren Zustand. Es kann sich deshalb auch Körperflüssigkeit in Händen und Fingern sammeln. Solche Flüssigkeitsansammlungen im Gewebe werden Ödeme genannt. Manchmal liegt die Ursache für Ödeme in einem Eiweißmangel.
Haben Sie sich extrem viel übergeben müssen und wenig gegessen?
- Achten Sie auf eine eiweißreiche Ernährung.
- Trinken Sie viel.

- Kontrollieren Sie Ihren Salzverbrauch, ohne auf Salz völlig zu verzichten.
- Machen Sie keine Reiskur oder Diät, um die Ödeme loszuwerden.
- Bewegen Sie sich viel und wechseln Sie häufig zwischen Stehen und Sitzen.

Sehr wichtig ist es, während der Schwangerschaft auf **Blase, Harnleiter und Nieren** zu achten. Die Blase ist durch Hormone weicher und weiter gestellt als sonst, das macht sie anfälliger für Infektionen. Die Harnleiter werden durch das Gewicht des wachsenden Kindes zusammengedrückt, und die Nieren arbeiten hart, weil sie viel Flüssigkeit ausscheiden müssen. Eine Blasenentzündung kann viel leichter auf Harnleiter und Nieren überspringen als vor der Schwangerschaft.
- Trinken Sie viel, und halten Sie den Harn nicht zurück.
- Tragen Sie bei Bedarf warme Unterwäsche, damit Sie sich keine Blaseninfektion zuziehen.
- Wechseln Sie Ihre Schlüpfer oft, und benutzen Sie keine scharfen Seifen, um den Beckenboden zu waschen. Auch Intimsprays steigern die Anfälligkeit für Infektionen.
- Ein Rezept aus dem Yoga zum Durchspülen der Nieren ist: Nehmen Sie einen Teil Milch auf vier Teile Wasser, und trinken Sie dieses Gemisch zweimal täglich mit etwas Honig.

Wachstum des Kindes

Eine Schwangerschaft dauert vom Zeitpunkt der Empfängnis bis zur Geburt ungefähr 38 Wochen. Da die meisten Frauen den genauen Empfängnistermin nicht kennen, rechnen sehr viele Ärzte den ersten Tag der letzten Regel als Beginn der Schwangerschaft.

Nach dieser Berechnung dauert eine Schwangerschaft 40 Wochen. Folgende Angaben beziehen sich jedoch auf den aktuellen Empfängnistermin. Es wird hier von der tatsächlichen Schwangerschaftsdauer von etwa 38 Wochen ausgegangen.

Das Wachstum des Babys im Mutterleib läßt sich in mehrere Phasen einteilen. **Die ersten zwei Wochen** des neuen Lebens stehen ganz im Zeichen der Zellteilung, des Einnistens der Zellkugel in die Gebärmutter und der groben Spezialisierung der einzelnen Zellen.

Danach beginnt die eigentliche Embryonalzeit. Sie dauert bis zum Anfang der neunten Woche. Der Embryo sieht noch nicht menschenähnlich aus, verfeinert sich jedoch täglich. Seine Zellverbände fügen sich zu unterschiedlichen Geweben und Organen zusammen. **In der vierten Woche** nach der Empfängnis hat sich aus zwei Blutgefäßen ein primitives Herz gebildet. Es beginnt sofort zu arbeiten und wird erst am Lebensende aufhören zu schlagen. **In der fünften Woche** ist die spätere Lunge als Anlage sichtbar. Das Gehirn des Kindes beginnt sich auszubilden. Armknospen sind zu erkennen.

Zu **Beginn der neunten Woche** sieht der Embryo schon menschenähnlich aus. Sein Kopf macht aber noch die Hälfte seines Körpers aus. Er ist nun zwischen 17 und 23 Millimeter groß. Die Arme sind länger geworden, die Finger sind zu erkennen. Alle inneren und äußeren Organe sind angelegt. Die Zeit **zwischen der neunten und zwölften Woche** wird frühe Fetalzeit und das Kind Fötus genannt. Der Fötus reagiert auf Reize, allerdings kann er das nur mit Bewegungen seines ganzen Körpers. In den nächsten Wochen verfeinern sich das Gehirn, das Nervensystem und die Organe.

Nach zwölf Wochen kann der Fötus eine Faust machen. Sein Gleichgewichtssinn und sein Gehör beginnen zu arbeiten. Sein Geschlecht ist zu erkennen. Er kann schlucken und auch schmecken. Jetzt beginnt die mittlere Fetalzeit. Sie dauert bis zur 24. Woche der Schwangerschaft. Wenn das Kind **14 Wochen** alt ist, dann ist sein Mutterkuchen, die sogenannte Plazenta, voll funktionsfähig. Durch die Plazenta und die Nabelschnur nimmt das Kind Sauerstoff und Nährstoff aus dem Blut seiner Mutter auf. **Mit 17 Wochen** ist das Baby 15 Zentimeter lang. Viele Mütter nehmen nun erste Kindsbewegungen wahr. Sie fühlen sich wie ein feines Flattern im Bauch an. Die Hirnströme des Kindes werden immer ausgeprägter, und das feine Muster seiner Kopfbehaarung wird sichtbar. **Mit 18 Wochen** bildet sich die sogenannte Käseschmiere. Das ist eine dicke Fettschicht, die die Haut des Kindes vor dem Fruchtwasser schützt.

Mit 20 Wochen ist das Baby im Mutterleib genauso empfindlich für Berührungen wie ein etwa einjähriges Kind. Sein Hörvermögen ist ausgebildet. Es kann Stimmen und verschiedene Geräusche unterscheiden. Nach der Geburt erkennt das Kind Stimmen und sogar Musikstücke wieder.

> **TIP**
>
> *Werdende Eltern können ihrem Baby während der Schwangerschaft immer wieder eine bestimmte Musik vorspielen oder ein Lied vorsingen und sich dabei entspannen. Das Kind wird sich nach der Geburt von dieser Musik oder seinem Schwangerschaftsliedchen beruhigen lassen.*

Mit 22 Wochen ist das werdende Kind zwischen 20 und 23 Zentimeter lang. Es wiegt ungefähr 600 Gramm. Es beginnt nun, abwechselnde Phasen von Ruhe und Aktivität zu zeigen. Zwei Wochen später öffnen und schließen sich seine Augenlider.

Wenn das Baby **25 Wochen** alt ist, kann seine Mutter wahrscheinlich schon feststellen, daß es auf Streß reagiert. Bei großer Aufregung werfen sich viele Kinder im Mutterleib hin und her oder treten kräftig gegen den Bauch der Mutter.

Nun beginnt die späte Fetalzeit. Das Kind hätte außerhalb des Mutterleibes Überlebenschancen, denn sein Atemsystem wäre funktionsfähig. Es würde allerdings nur sehr unzulänglich arbeiten.

Ein feiner Flaum, die sogenannte Lanugobehaarung, bedeckt nun den Körper des werdenden Kindes. Diese Härchen verliert es bis zur Geburt wieder.

Mit 28 Wochen ist das Baby um die 30 Zentimeter lang und wiegt zwischen 1000 und 1300 Gramm. Wenn es durch die Bauchdecke hindurch massiert wird, reagiert es mit langanhaltenden Arm- und Beinbewegungen.

Mit 32 Wochen ist das Kind 35 Zentimeter lang und wiegt schon mehr als zwei Kilogramm. Seine Haut wird schön glatt und es bekommt eine rundliche Form.

Zwischen der 36. und 38. Woche der Schwangerschaft, oft auch bis zu zwei Wochen später, wird das Kind geboren. Es lag in den letzten Wochen nur noch zusammengerollt in der Gebärmutter und konnte sich kaum bewegen. Allerdings war es so eng im Mutterleib, daß seine Mutter die geringste Bewegung sehr deutlich wahrnahm. Senkwehen drückten das Baby in Richtung Becken. Die Plazenta kam kaum noch mit der Versorgung des Kindes nach. Streßhormone aus seiner Nebenniere signalisierten dem Körper der Mutter die Bereitschaft geboren zu werden. Neugeborene sind zwischen 47 und 55 Zentimeter lang und wiegen meistens drei bis vier Kilogramm.

Emotionale Veränderungen

So wie eine Schwangerschaft Ihre körperlichen Funktionen intensiv beeinflußt, wirkt die Schwangerschaft auch auf Ihre Psyche. Mutter werden verlangt von Ihnen eine tiefe Einstimmung auf das Baby. Sie und Ihr Partner müssen innerlich und äußerlich Platz schaffen für Ihr werdendes Kind. Das kann beglückende Gefühle auslösen. Manchmal fühlen sich schwangere Frauen wie die personifizierte Kreativität. Das Baby in Ihnen wächst und wird zu einem vollkommenen Menschen, ohne daß Sie bewußt etwas leisten müssen.

In der indischen Philosophie ist Schöpfungsenergie weiblich. Sie wird *Adi Shakti* genannt. *Ad* bedeutet *Ursprung* und *Shakti* kann mit *Schöpfungskraft* übersetzt werden.

Allerdings wird fast jede Schwangere zeitweise auch von dunkleren Gefühlen gequält. Und das in einer Zeit, in der alle Welt ununterbrochene Freude auf das Kind zu erwarten scheint. Da denkt so manche Frau, daß sie nicht normal ist. Viele schämen sich und versuchen, ihre Emotionen innerlich zu vergraben. Das nützt in der Schwangerschaft nicht viel, weil gewohnte Schutzmechanismen nicht funktionieren. Die meisten Schwangeren erzählen von intensiven Träumen. Ein typischer Schwangerschaftstraum ist, daß die Frau sich mit letzter Kraft an einen Felsen klammert, hinter ihr brodelt das Meer, und sie droht abzurutschen. Oder sie ist an einen Strand gefesselt, und haushohe Flutwellen drohen, sie zu überrollen. Einige träumen von einem toten Kind oder anderen entsetzlichen Szenen. Das kann auch ein schlimmes, blutiges Geburtsszenario sein. Es sind so vielfältige Gefühle und Bilder, die hochkommen können, und

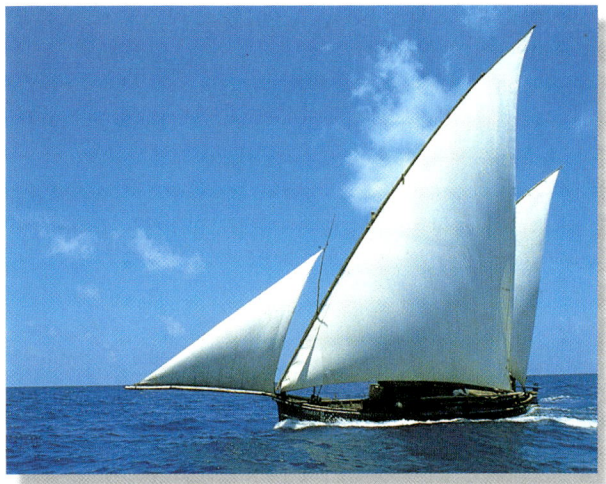

das aus den verschiedensten Gründen. Der wohl plausibelste Grund für das bunte Gefühlschaos, in dem so manche Schwangere zeitweise zu ersticken droht, wird an folgendem Bild deutlich. Das Yoga (und übrigens auch einige führende Familientherapeuten und -therapeutinnen wie zum Beispiel Donna Ewy, USA) sieht das Leben als eine Fahrt auf dem Weltenozean an. Das eine Ufer ist das Leben, das andere Ufer der Tod. Beide sind Tore zu anderen Bewußtseinsebenen. Auf dem Weltenozean geht es zu wie auf den irdischen Ozeanen. Manchmal sind das Meer ruhig und die Winde günstig. Die Fahrt geht für eine gewisse Strecke glatt. Zu anderen Zeiten schweigen die Winde, und das Lebensboot dümpelt friedlich vor sich hin. Auf jeder Fahrt gibt es stürmische Zeiten. Das Meer tost dann, rasende Winde peitschen die Wellen hoch. Das Lebensboot droht manchmal in den Fluten zu kentern. Es auf Kurs zu halten, braucht die ganze Aufmerksamkeit der Steuerfrau oder des Steuer-

Das Leben ist wie eine große Fahrt auf dem Weltenozean, bei der jeder Mensch sein Lebensboot durch ruhige und stürmische Zeiten steuern muß

mannes. Nach durchstandenem Sturm lichten sich die Wolken, die Winde beruhigen sich, und die See wird still und friedlich. Oft hat das Boot seinen Kurs geändert. Es wird immer noch das Ufer mit dem Tor anpeilen, das wir Tod nennen, aber der Weg ist ein neuer.

Der Sturm in einem Leben wird durch Veränderungen ausgelöst. Der Sturm selbst ist nicht negativ, aber wir Weltenfahrerinnen und Weltenfahrer müssen uns sehr anstrengen, solche Zeiten zu meistern. In der Psychologie wird solch ein Lebenssturm *Krise* genannt. Krisen werden ausgelöst durch Verlust und Trennung, aber auch, wenn sich ein Mensch auf eine neue Beziehung einläßt. Vertrautes wird in Frage gestellt, und alte Wunden beginnen zu schmerzen. Zweifel werden wach. Das alles macht Angst.

Nichts anderes passiert in der Zeit der Schwangerschaft. Das Kind fordert seinen Platz in Ihrem Leben. Durch seine Ankunft wird sich vieles verändern. Den beruflichen Ambitionen kann nicht mehr die ungeteilte Aufmerksamkeit geschenkt werden. Ihre Partnerschaft muß vertraute Gleise verlassen. Wenn Sie das erste Mal Mutter werden, sollen Sie bald eine Aufgabe ausüben, die sie vielleicht nie geprobt haben. Sie müssen eventuell umziehen. Ihr Freundeskreis und Ihr alter Lebensrhythmus werden sich wandeln. Ihre Sicht des Lebens richtet sich auf völlig neue Aspekte. Dann steht Ihnen und Ihrem Kind das große Tor Geburt bevor. Sicher hat Ihnen schon jemand Angsteinflößendes darüber zu berichten gewußt.

Wie wollen Sie angesichts solcher Anforderungen und Veränderungen immer nur strahlen?

TIP

Respektieren Sie Ihre Gefühle, Ihre Ängste und Zweifel. Sie sind normal. Aber fressen Sie sie nicht in sich hinein. Reden Sie offen mit Ihrem Partner, lieben Freundinnen und anderen Schwangeren darüber. Auch Ihr Arzt, Ihre Hebamme oder Ihre Geburtsvorbereiterin werden hoffentlich ein offenes Ohr für Sie haben.

Gegebenenfalls muß man sich nicht schämen, eine Therapie zu machen. Sie sollten zu einer erfahrenen Therapeutin gehen, die selbst Mutter ist und Verständnis für Ihre Situation hat. Nehmen Sie sich Zeit, die vielen tiefen und schönen Augenblicke der Schwangerschaft zu genießen. Yoga ist ein wunderbares Instrument, immer wieder mit Ihrem unendlichen Seelenkörper in Verbindung zu kommen und zu lernen, dem Tanz des Weltenmeeres einfach zuzuschauen.

Partnerschaft

Die östliche Philosophie geht davon aus, daß die Ehe die höchste und gleichzeitig die schwerste Form des Yoga ist. Das steht ganz im Gegensatz zu der allgemeinen westlichen Auffassung von Ehe und Beziehung. Aus Romanen, Filmen und Märchen kennen wir das „Happy End" und gehen davon aus, daß nach der Initialzündung, die meist in Form des ersten Kusses vor Sonnenuntergangskulisse stattfindet, eine glückliche Partnerschaft nichts mehr umwirft. Bis an das Lebensende soll nun alles schön und glatt gehen.

Aber so wie die einzelnen Personen sich dauernd verändern, so erfährt auch jede Beziehung zwischen zwei Menschen kleinere und größere Veränderungen. Die sind manchmal schmerzhaft und unbequem. Wenn ein Kind in eine Partnerschaft hineingeboren wird, so ist das einer der größten Einschnitte, die in einer Beziehung geschehen können. Allerdings rechnen damit die wenigsten Menschen. Die meisten Männer und Frauen gehen davon aus, daß ein oder mehrere Kinder – wenn sie geplant und erwünscht sind – die Krönung einer glücklichen Partnerschaft bedeuten. Kinder werden qua natur als Reichtum und Segen angesehen. Diese Ansicht ist fatal. Spätestens in der intensiven Zeit nach der Geburt gibt es für die meisten Paare ein unerfreuliches Erwachen. Denn bevor das Kind der Partnerschaft Glück und Erfüllung schenkt, müssen erst einige partnerschaftliche Bewährungsproben bestanden werden.

In den Zeiten unserer Vorfahren wurde die Ehe eher als Zweckgemeinschaft mit klar verteilten Aufgaben und Rollen gesehen. Frauen fanden ihre Erfüllung und ihr Ansehen durch die Anzahl ihrer Kinder. Der Kinderreichtum sicherte die Altersversorgung des Paares. So waren die Kinder das höchste Gut der Lebensgemeinschaft zwischen Frau und Mann. Heutzutage stehen neben der Gründung einer Familie auch andere erstrebenswerte Lebensziele im Vordergrund. Frauen wollen und müssen berufstätig sein. Frau und Mann wünschen sich ein erfülltes Miteinander. Jeder der Partner will sich auch selber verwirklichen. Die Beziehungen um eine Partnerschaft und eine Kleinfamilie herum sind meistens relativ unverbindlich, die Bande zur Herkunftsfamilie sehr locker, oft sogar problematisch. Wenn das Baby geboren ist, wird festgestellt, daß seine Ankunft Pflege und Aufmerksamkeit bedeuten und daß man mit der vielen Arbeit alleine dasteht. Alle anderen Wünsche und Pläne müssen erst einmal über den Haufen geworfen werden, wenn man den Säugling nicht zu kurz kommen lassen möchte. Sogar die Paarbeziehung muß zunächst zurückstehen.

Wenn beide Partner vor der Geburt ihres Kindes voll berufstätig waren und ihre Partnerschaft sehr spontan lebten, ohne störendes Kindergeschrei, schmutzige Windeln, durchwachte Nächte und andere Unannehmlichkeiten, dann kann die Veränderung des Lebens, die durch das Kind auf das Paar zukommen wird, sehr tiefgreifend sein.

Die Frau verändert sich schon in der Schwangerschaft stark. Körperlich und geistig wird sie immer mehr von der Präsenz des in ihr wachsenden Kindes bestimmt. Ihre Wandlung ist eine sehr direkte. Der Partner muß sich mit seiner Frau verändern. Allerdings sagt sein Bauch ihm nicht, was zu tun und was zu lassen ist. Seine Veränderung wird alleine durch seine Gefährtin und sein werdendes Kind bestimmt. Die Ansprüche an ihn werden anders. Er erfährt seine bisher wahrscheinlich unabhängige Partnerin als viel schutzbedürftiger und sensibler als vor der Schwangerschaft. Körperlich fühlen sich einige Männer angezogen von den neuen Rundungen ihrer schwangeren Frauen. Andere sind eher verunsichert. Auf jeden Fall wird auch in der Sexualität ein neuer, behutsamer Umgang miteinander nötig, weil das Baby zwar noch im Bauch, aber sehr spürbar dabei ist.

Viele Väter bemühen sich heute schon viel stärker als früher, von Anfang an eine intensive Beziehung zu ihrem Kind aufzubauen

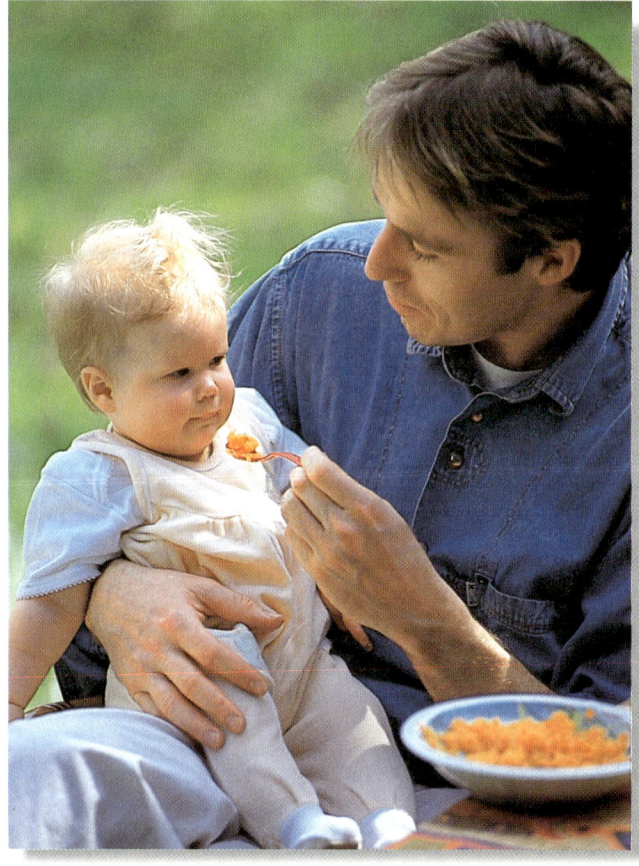

Wenn die Partnerin geistig und körperlich bereit ist, kann die Sexualität während der Schwangerschaft eine wunderschöne neue Erfahrung in der körperlichen Beziehung zueinander bedeuten.

Beide Partner ahnen schon während der Schwangerschaft die Verantwortlichkeiten, die nach der Geburt des Kindes auf sie zukommen werden. Beide haben deshalb Ängste. Es ist wichtig, daß Ängste und Bedenken ausgesprochen werden dürfen. Dabei sollte der Mann natürlich auf den Zustand seiner Partnerin Rücksicht nehmen. Allerdings sollte die Schwangere ihm zuhören und Raum lassen. Es ist sehr empfehlenswert, daß beide Partner sich gemeinsam intensiv auf die Geburt vorbereiten.

Vor der Geburt sind Mutter und Kind noch eine Einheit, nach der Geburt ist die erste Trennung von Mutter und Kind vollzogen.

Es ist wichtig, daß der Mann auch nach der Geburt an dem Leben seiner Frau teilnimmt, damit später die Kluft zwischen ihrem Leben mit dem Kind zu Hause und seiner Berufswelt nicht zu weit wird. Es ist sonst die Gefahr groß, daß die Beziehung auseinanderdriftet. Einige Männer können sich für die Geburt und die Zeit danach freinehmen. Sie lernen ihr Kind auf diese Art besser kennen und spüren, daß auch ein Neugeborenes oder ein Säugling eine ganz eigene Sprache und Faszination hat. Man muß jedoch Zeit mitbringen, um diese besondere Sprache kennenzulernen.

Der Mann darf nicht erwarten, daß seine Partnerin nach der Geburt schnell wieder fit und leistungsfähig sein wird. Von allen Dingen wird sie nach der Geburt keine perfekte Hausfrau, Mutter und Geliebte sein. Wenn keine Hilfe von außen da ist, wird sie seine Hilfe im Haushalt und im Umgang mit dem Baby benötigen. Das ist neben einer Berufstätigkeit anstrengend und eine wirkliche Bewährungsprobe für das Paar. Wenn diese Herausforderung bestanden wird, dann ist es tatsächlich so, daß das Kind eine Partnerschaft bereichern kann.

TIP

„Die Ehe ist das schwerste Yoga." Diese Aussage bedeutet, daß eine Beziehung von beiden Partnern Einsatz, Bewußtheit und Disziplin zu ihrer Pflege benötigt.

Es ist keine Schande, bei massiveren Problemen und Verständigungsschwierigkeiten eine Paarberatung zu besuchen, um sich gegenseitig besser verstehen zu lernen. Die Partnermeditation im Praxisteil des Buches hilft, sich aufeinander einzustimmen und das Herz füreinander zu öffnen. Keine Beziehung hat ein einziges und endgültiges „Happy End". Solange die Partnerschaft besteht, wird es wieder und wieder zu Veränderungen, Bewährungsproben und damit zu Spannungen kommen. Wenn das Paar sich bemüht, wird es immer wieder kleine und große „Happy Ends" nach bestandenen Herausforderungen geben, die die Beziehung festigen.

„Do and don'ts"

Während der Schwangerschaft und Stillzeit sollte aus Rücksicht auf die Gesundheit des Kindes bewußt bestimmten Genußmitteln, Medikamenten und Chemikalien entsagt werden, deren Konsum für viele Menschen ein alltäglicher und liebgewordener Umgang ist. Oft muß deshalb von heute auf morgen eine ganze Lebensweise geändert werden. Das ist gar nicht einfach für eine werdende Mutter und kann sogar Gefühle von Einsamkeit und Leere wecken. Einige Schwangere sind deshalb manchmal wütend auf das Baby im Bauch. Anderen fällt es schwer, alte Gewohnheiten aufzugeben, sie entwickeln deshalb Schuldgefühle. Es mag ein Trost und eine kleine Inspiration sein, daß auch Yogis und Yoginis auf den Körper belastende Genußmittel, Rauschmittel und Chemikalien weitgehend verzichten. Der Verzicht wird nicht praktiziert, um zu leiden und asketisch zu sein, sondern um den Körper zu reinigen und das Lebensgefühl zu verbessern. Vielleicht kann eine Schwangere die Entsagung auf bestimmte Stoffe auch als einen Schritt zur eigenen Gesundheit sehen und es genießen, daß nach einer Durststrecke ein feineres und klareres Empfinden für den eigenen Körper eintritt.

Der Alkohol: Die Nerven-, Gehirn- und Leberzellen eines ungeborenen Kindes sind viel anfälliger als die eines erwachsenen Menschen. Alkohol wird sehr schnell vom Körper der Frau aufgenommen und geht in fast derselben Konzentration auf das Ungebo-

Alkohol während der Schwangerschaft ist die häufigste Ursache von Behinderungen bei Säuglingen

rene über. Es gibt allerdings keine klare Grenze, ab welcher Menge Alkohol die empfindlichen Körperzellen des Kindes tatsächlich schädigt. Zu beachten ist, daß durch Alkoholgenuß ihrer werdenden Mutter erkrankte Kinder den größten Anteil aller Behinderungen ausmachen.

Alle Arten von Störungen kommen vor: von leichteren Verhaltensstörungen, Entwicklungsverzögerungen und Veränderungen des Gesichtes bis hin zu schweren Störungen des Gehirns, der Leber und des Herzens. Deshalb befolgen Sie bitte den Rat vieler Frauenärzte, und verzichten Sie bewußt auf das kleine Gläschen Wein am Abend. Auch Bier enthält Alkohol und sollte deshalb nicht genossen werden. Trinken Sie lieber alkoholfreies Bier. Besorgen Sie sich ein Buch über die Zubereitung von leckeren, alkoholfreien Cocktails.

Das Rauchen: Neugeborene von Raucherinnen sind kleiner und leichter als die von Nichtraucherinnen. Raucherinnen haben häufiger Fehl- und Frühgeburten als Schwangere, die nicht rauchen. Raucherinnenkinder leiden später unter einer verzögerten Entwicklung. Und nicht zuletzt gilt das Rauchen als ein wesentlicher Faktor für die Entstehung von Allergien wie Neurodermitis und Asthma. Säuglinge von Raucherinnen erkranken in ihrer Kindheit sehr viel häufiger an Blut- oder Nierenkrebs als Babys von Nichtraucherinnen. Übrigens sind auch Passivraucherinnen gefährdet. Passivraucherinnen rauchen selber nicht, leben aber in einer Umgebung, in der geraucht wird. Entweder raucht der

Partner oder auf der Arbeitsstelle wird ohne Rücksicht auf die Schwangere zur Zigarette gegriffen. Bitten Sie Ihre Umgebung ernsthaft, in Ihrer Gegenwart und später auch in der Ihres Kindes nicht zu rauchen.

Rauchen drückt das Bedürfnis nach *Prana* aus. Prana ist das Sanskrit-Wort für essentielle Lebensenergie. Prana ist zu einem hohen Maße in der Luft enthalten. Yogis und Yoginis üben gerne verschiedene Atemtechniken, um viel Prana aufzunehmen. Solche Atemtechniken werden *Pranayama* genannt. Als Pranayama kann zum Beispiel das lange und tiefe Atmen bezeichnet werden. Auch Raucher/innen atmen lang und tief ein und aus, wenn sie einen Zug aus ihrer Zigarette nehmen. Sie sollten diese Art von Pranayama nicht aufgeben, sondern eben nur die Zigarette weglassen.

Kaffee und Schwarztee: Der in diesen Genußmitteln enthaltene Wirkstoff Coffein (im Tee auch Thein genannt) wirkt blutdruckerhöhend, reizt die Magenschleimhaut und verursacht bei Schwangeren häufig Sodbrennen. Coffein verringert die Eisenaufnahme Ihres Körpers. Herz und Kreislauf des Kindes im Mutterleib sind belastet. Die Versorgung des Kindes ist zeitweilig verschlechtert. Der Grund für Kaffee- und Schwarzteegenuß ist manchmal ein niedriger Blutdruck oder das Gefühl, nicht genügend Energie zu haben. Ingwer- und Yogitee (erhältlich in Naturkostläden) balancieren auf sanfte Art den Blutdruck aus und geben Kraft und Wärme.

Medikamente: Greifen Sie in der Zeit der Schwangerschaft lieber auf unschädliche Naturheil- und Hausmittel zurück, um Krankheiten zu kurieren. Behandeln Sie zum Beispiel einen niedrigen Blutdruck zunächst mit kühlen Duschen und viel Bewegung, bevor Sie zu einem Medikament greifen. Ernähren Sie sich gesund und vitaminreich, um Erkrankungen vorzubeugen. Manchmal sind Krankheiten jedoch so mächtig oder speziell, daß ein Medikament notwendig wird. Durch Lesen der Packungsbeilage **vor** der Medikamenteneinnahme können Sie die relative Unschädlichkeit des Mittels für das Ungeborene überprüfen.

Drogen: Es gibt viele verschiedene Arten von Drogen, die alle unterschiedliche Auswirkungen auf das Kind im Mutterleib haben. Heroin zum Beispiel macht das ungeborene Kind körperlich abhängig. Bei Entzug dieser Droge leidet das Baby unter schlimmen und lebensbedrohlichen Entzugserscheinungen.

Kokain verursacht Organfehlbildungen und viele andere Störungen im Organismus des werdenden Kindes. Wenn eine Schwangere Drogen egal welcher Art konsumiert, sollte sie sich von einer lokalen Drogenberatungsstelle helfen lassen.

Warnzeichen

Die meisten Schwangerschaften haben ihre kritischen Zeitpunkte, verlaufen aber im allgemeinen komplikationslos. Auch die folgenden Warnzeichen sind in der Regel harmlos, manchmal aber ein Zeichen dafür, daß die Schwangere kürzer treten sollte. Es

ist wichtig, den Frauenarzt, die Frauenärztin oder die Vorsorgehebamme über bestimmte Vorkommnisse zu unterrichten und das körperliche Geschehen abklären zu lassen.

Vorzeitige Wehen: Die Gebärmutter übt sich während der gesamten Schwangerschaftsdauer im Zusammenziehen ihrer Muskulatur. Sie trainiert sozusagen für die Geburt. Manchmal treten Übungswehen gehäuft auf. Wenn sie mehr als zwanzigmal am Tag wahrzunehmen sind, ist es gut, dieses Geschehen von Ärztin oder Arzt untersuchen zu lassen. Vielleicht wird festgestellt, daß der Gebärmutterhals verstrichen ist oder der Muttermund sich sogar schon etwas geöffnet hat. Untersuchungen haben erwiesen, daß eine Schwangere mit effektiven, vorzeitigen Wehen dringend Ruhe und Entspannung braucht. Auf jeden Fall ist es für eine Schwangere mit gehäuften vorzeitigen Wehen empfehlenswert, Yoga zu machen, wenn auch mit vielen Pausen und dem individuellen Körperempfinden ganz angepaßt.

EPH-Gestose: Diese Krankheit kommt nur in der Schwangerschaft vor. Das E steht für Wasseransammlungen (**E**dema, Ödeme) im Körper, das P für Eiweiß (**P**rotein) im Urin, das H für Bluthochdruck (**H**ypertonie). Um die Krankheit zu erkennen, wird der Arzt/die Ärztin die drei Symptome bei jeder Vorsorgeuntersuchung abklären. Untersuchungen der Arbeitsgruppe „Gestosekranker Frauen" haben jedoch gezeigt, daß die vielerorts üblichen Methoden zur Bekämpfung dieser Krankheit unlogisch sind und das Krankheitsbild sogar verschlechtern können.

■ Die Ödeme sollen nicht bekämpft werden, indem die Schwangere wenig trinkt, weil sonst das Blut dicker wird. Um den Kreislauf stabil zu halten, muß viel Flüssigkeit aufgenommen werden.
■ Das Blut benötigt bestimmte Salze (Elektrolyte), damit der Kreislauf stabil gehalten werden kann. Deshalb darf auf Salz nicht ganz verzichtet werden.
■ Reistage sollten keinesfalls eingeschoben werden. Die Ödeme werden zwar durch eine Reiskur behandelt, aber der Körper ist ansonsten mangelernährt, und eine Eiweißmangelernährung ist wahrscheinlich eine der Ursachen der EPH-Gestose.

Frauen mit Nierenerkrankungen schon vor der Schwangerschaft sind gefährdeter, während der Schwangerschaft an einer EPH-Gestose zu erkranken, als Frauen mit gesunden Nieren. Andere Umstände, die diese Krankheit begünstigen, sind psychischer Natur: Streß, Spannungen, ungeklärte Fragen, wenig Erholungsmöglichkeiten und Verständnislosigkeit der nächsten Umgebung. Sie sollten bei den ersten Anzeichen einer Gestose bewußt auf eine eiweißreiche Ernährung achten und sich fragen, welche psychischen Ursachen für diese Erkrankung in Frage kommen könnten und was Sie brauchen, um sich wohl und geborgen zu fühlen.

Blutungen: Blutungen während der Schwangerschaft haben oft harmlose Ursachen. Gründe hierfür können durch eine Untersuchung entstandene, kleinere Verletzungen am Muttermund oder vielleicht spröde, rissige Scheidewände infolge einer Hefe-infektion sein. Es gibt jedoch auch schwerwiegendere Gründe für Blutungen. Eine gefährliche Ursache ist die vorzeitige Ablösung der Plazenta. Deshalb lassen Sie jede Blutung gleich von der Ärztin oder dem Arzt abklären.

Ängste vor der Geburt

Angst hat für jeden Menschen ihren Sinn darin, daß sie mithilft, sein Leben und Überleben zu sichern. Angst ist eine vitale Regung, sie hat eine positive Funktion. Eine weise Frau sagte einmal: „Solange ein Mensch noch Angst hat, hat er auch Kraft."

> **TIP**
>
> *Angst ist hinderlich und lähmend, wenn sie übermächtig wird. Sie ist dann die einzige innere Stimme und bestimmt alle Gedanken und Aktivitäten der Frau. Sie ist in diesem Falle eine falsche Ratgeberin, denn sie macht nur panisch und verspannt und trägt nicht zur Lösung der Situation bei.*

Angst macht auf Gefahrensituationen aufmerksam und hilft, sie zu bewältigen. In Angstsituationen werden Hormone ausgeschüttet, die den Körper mit zusätzlicher Energie versorgen. So haben Menschen, die in gefährlichen Lagen Todesängste durchlitten, immer wieder unglaubliche Leistungen vollbracht, um dem Objekt ihrer Angst zu entfliehen. Angst zeigt auf jeden Fall an, daß die jeweilige Person Hilfe benötigt.

Angst vor der Geburt ist normal und wichtig. Die Geburt bedeutet einen elementaren Einschnitt in das Leben der werdenden Mutter und des werdenden Vaters. Sie ist außerdem ein so ursprünglicher körperlicher und geistiger Akt, daß es eher ungewöhnlich ist, wenn eine Frau ganz angstfrei an dieses Ereignis herangeht.

Schwangere haben im allgemeinen vor mehreren Phänomenen Angst. Da ist das Geschehen der Geburt selber: Ihre Unausweichlichkeit und die Schmerzen, die eine Geburt mit sich bringen mag. Dann haben nicht wenige Frauen Angst vor der neuen Verantwortung und den Veränderungen körperlicher, geistiger und sozialer Art, die auf sie als Mütter vielleicht zukommen werden. Außerdem bangt so manche Schwangere um die Gesundheit ihres Kindes. Einige Frauen haben Angst zu versagen. Es gibt noch viele andere Aspekte der Angst vor der Geburt. Bei jeder Angstempfindung spielt die individuelle Lebensgeschichte eine Rolle.

In dem Abschnitt über die zehn Körper wird aufgeführt, daß jeder Mensch einen negativen, positiven und neutralen Geistkörper besitzt. Diese Geistkörper sollen dem Menschen helfen, sich in der Welt zurechtzufinden und angemessene Entscheidungen zu treffen. Das funktioniert aber nur, wenn negativer und positiver Geistkörper sich so die Waage halten, daß der neutrale Geistkörper die geeignete Lösung finden kann. Angst ist ein Ausdruck des negativen Geistkörpers. Die ängst-

liche Schwangere sollte daher auch ihren positiven Geistkörper um Rat fragen. Hierbei helfen Informationen, und zwar keine emotionalen, subjektiven Fehlinformationen. Schwangere werden immer wieder mit Horrorgeschichten überhäuft, die besonders belastend sind, wenn die eigene Mutter oder andere nahestehenden Menschen diese erzählen. Schönfärberei ist allerdings die andere Seite der Medaille.

TIP

Angsterzählungen sind für Schwangere außerordentlich verunsichernd, romantische Geschichten wiegen sie in falscher Sicherheit. Gut und wichtig sind aufklärende Informationen über die Geburt und über alles, was mit dem Thema zusammenhängt.

Auch der Austausch mit anderen Schwangeren und ihren Partnern kann heilend sein und Lösungsmöglichkeiten aufzeigen. Deshalb ist es wichtig, einen Geburtsvorbereitungskursus zu besuchen. Eine gute Ratgeberin ist die Angst, wenn sie motiviert, in aller Ruhe einen für die jeweilige Frau angemessenen Ort der Entbindung zu suchen. Wenn eine Frau große Angst vor der Zeit nach der Geburt hat, sollte sie sich nicht scheuen, sich genau über dieses Thema zu informieren und sich dann zum Beispiel um eine Haushaltshilfe und eine Nachsorgehebamme kümmern. Sie kann ihren Partner bitten, sich für die Zeit nach

Auftauchende
Ängste können die
Schwangere auch
motivieren

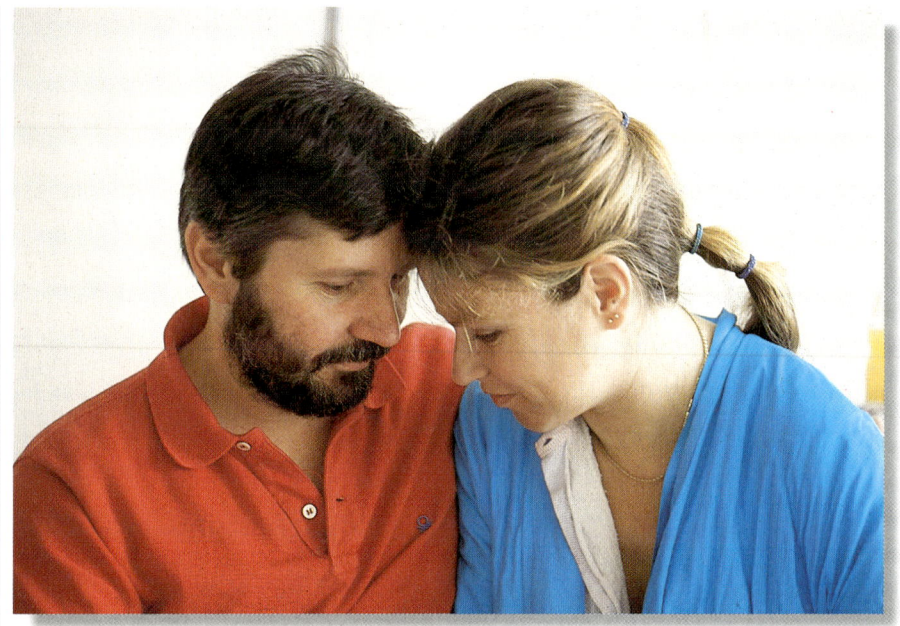

der Geburt freizunehmen, um das Kind und die Arbeit, die mit ihm verbunden ist, mit dem Partner gemeinsam kennenzulernen.

Wenn eine Schwangere Angst vor einer Behinderung ihres Kindes hat, kann es ihr helfen nachzuspüren, was genau ihr an dem Thema Behinderung so viel Angst macht. Ist es das Leid des Kindes? Ist es die viele Arbeit, die Eltern von Behinderten haben? Oder würde sie sich als Mutter eines behinderten Kindes vorkommen wie eine Aussätzige? Macht ihr die Erwartung und Haltung ihres Partners Angst? Befürchten sie, verlassen zu werden? Auch bei dieser Angstthematik kann sie andere Schwangere oder Fachpersonal ansprechen und sich austauschen. Wenn eine schwangere Frau das Gefühl hat, daß sie mit ihren Ängsten nicht alleine fertig wird, dann ist es

gut, sich eine vertrauenswürdige und erfahrene Therapeutin zu suchen, die sanft und einfühlsam hilft, den Angstknoten zu lösen.

Ob Sie nun eine gesunde und normale Portion Angst als innere Ratgeberin besitzen oder Ihre Angst als dauernden Plagegeist empfinden, Yoga hilft, körperliche Angstsymptome wie Anspannung oder sogar einen leichten Bluthochdruck zu lindern. Durch Meditationen werden der positive und neutrale Geistkörper gestärkt. Durch langes, tiefes und bewußtes Atmen finden Sie Kraft und Ruhe in unbekannten Situationen, trotz klopfenden Herzens.

So bleibt die Angst Ihnen tatsächlich nur eine Dienerin, die die Aufgabe hat, Schattenseiten aufzuzeigen und Antrieb für eine Lösungsmöglichkeit zu sein.

Was ist Geburtsschmerz?

Schmerzrezeptoren kommen überall in der Haut und in vielen Bereichen des Körperinneren vor. Schmerzrezeptoren sind Nerven, die auf Verletzungsreize reagieren und diese Reize zum Gehirn weiterleiten. Schmerzreize werden keinesfalls ungehindert und gleichbleibend stark zum Gehirn geschickt. Der Mensch könnte sonst vor Schmerzgefühlen nicht mehr funktionieren. Das will die Natur verhindern: Schmerzreize werden also schon, wenn sie die Rückenmarksebene erreichen, von besonderen Hormonen moduliert und abgeschwächt. Weitere Schmerzhemmsysteme existieren im Gehirn selber.

Eine Gruppe der schmerzhemmenden Hormone heißt Endorphine. Sie werden auch körpereigenes Morphium genannt, weil sie Schmerzempfindungen nicht nur betäuben, sondern sogar Wohlgefühle verursachen können. Auch ein adrenalinähnliches Hormon kann ausgeschüttet werden. Es macht die betreffende Person schmerzunempfindlich. Körperliche Energiereserven werden aktiviert. Nur so ist es zu erklären, daß es Menschen immer wieder gelingt, sich trotz schwerer Verletzungen kilometerweit irgendwohin zu schleppen und dabei vielleicht sogar schwere Lasten zu tragen.

Die Schmerzforschung hat bestimmte Faktoren herausgefunden, die die Ausschüttung der schmerzhemmenden Hormone positiv beeinflussen. Diese Ergebnisse sind sehr wichtig für die positive Bewältigung des Geburtsschmerzes:

1. Eine Person, die etwas tut, empfindet weniger Schmerzen als eine andere, die still im Bett liegt. Die Hormonausschüttung erfährt durch Bewegung eine intensivere Anregung. Wenn eine Frau während der Geburt aktiv ist, sich bewegt, tanzt, spazierengeht, ihr Becken kreist und bestimmte Geburtspositionen einnimmt, fühlt sie mehr Kraft und weniger Schmerzen. Dadurch ist sie entspannter, und ihr Körper kann optimaler arbeiten.

2. Jedes Schmerzempfinden ist stark von der subjektiven Einstellung beeinflußt. Angst kann das Schmerzempfinden erheblich steigern, vermehrte Zuwendung und Beruhigung können es sehr lindern. Es ist also wichtig für den Geburtsverlauf, daß die Gebärende niemals alleingelassen wird. Und auch der/die Geburtsbegleiter/in sollte gut vorbereitet sein, um eine beruhigende Ausstrahlung zu haben. Er oder sie muß die Gebärende gar nicht andauernd massieren oder stützen, er oder sie sollte aber immer bestätigend und ermutigend auf die Gebärende einwirken.

3. Schmerz ist eine sehr persönliche Erfahrung. Das Schmerzempfinden ist abhängig von dem Stellenwert, den die jeweilige schmerzhafte Situation für die betreffende Person hat. Ist es **sinnvoll** oder **sinnlos**, gerade diesen Schmerz zu erleben? Sehr klar wird dies an folgendem Beispiel: Ein Mann läßt sich beim Zahnarzt bei der geringsten Andeutung von Schmerz sofort eine Betäubungsspritze geben. Er ist jedoch passionierter Bergsteiger. Wenn er Berge besteigt, erleidet er vielerlei Schmerzen. Muskelschmerzen

und diverse Verletzungen wie Prellungen, Schürfwunden und das ein oder andere verknackste Gelenk steckt er klaglos weg. Er ist später sogar stolz, Schmerzen ausgehalten und den Berg erklommen zu haben. Sicher hat dieser Mann bei seinem behutsamen Zahnarzt vergleichsweise sehr viel weniger Schmerzen zu erleiden als bei seinem Extremsport. Aber den Zahnschmerz findet er dumm und völlig sinnlos. Da könnte er brüllen vor Wut. Das tut er sich gar nicht erst an, deshalb läßt er sich den Schmerz lieber gleich betäuben.

Der große Unterschied zwischen dem Zahnschmerz und dem Schmerz beim Sport ist, daß das eine ein **Verletzungsschmerz** und das andere ein **Arbeitsschmerz** ist. Arbeitsschmerzen gegenüber haben die meisten Menschen eine erhöhte Toleranzgrenze.

Die Geburt ist Körperarbeit, die aber, und das ist das besondere an ihr, nicht willentlich angefangen und beendet werden kann. Die Geburt überfällt die betreffende Frau, wenn es soweit ist. Wenn die Gebärende nicht weiß, was genau in ihr vorgeht und weshalb diese besonderen Schmerzen da sind, dann kann es sein, daß sie mit Panik reagiert, weil sie die Geburt nicht aufhalten kann. Dadurch wird die Geburt unerträglich. Eine panisch gewordene Frau hat hinterher meist nur Horrorgeschichten über die Geburt ihres Kindes zu erzählen. Manche Frauen empfinden merkwürdigerweise keinen oder kaum einen Geburtsschmerz. Diese Frauen sind meist nicht begeistert über ihr schmerzloses Gebären,

weil der Grad des Schmerzes anzeigt, wie weit die Geburt fortgeschritten ist. Der Schmerz dient als Wegweiser. Fehlt dieser Wegweiser, kann die betreffende Frau von der Geburt ihres Babys regelrecht überrumpelt werden.

Um aber genau zu begreifen, was in ihrem Körper vor sich geht, sollte die Gebärende wissen, was den Geburtsschmerz normalerweise ausmacht:

> **TIP**
>
> *Wichtig ist es, den Geburtsschmerz als Freund anzunehmen, der zeigen soll, wie und wohin man in den verschiedenen Geburtsphasen atmen muß, welche Haltung eingenommen werden sollte, welche Bewegung hilft oder ob es gut ist, sich einmal auszuruhen. Der Schmerz zeigt an, an welcher Stelle der Körper massiert oder unterstützt werden möchte.*

Die Gebärmutter schmerzt nicht, denn sie hat kaum Schmerzrezeptoren. Während der sogenannten Eröffnungsphase der Geburt zieht sich die längslaufende Muskulatur der Gebärmutter zusammen, um die den Muttermund schließende, querlaufende Muskulatur zu öffnen. Die längslaufende Muskulatur ist am oberen Teil der Gebärmutter am stärksten, die querlaufenden Muskeln an ihrem unteren Teil. Der Kraftpunkt einer Wehe ist am Gebärmutterfundus, so wird der obere Teil der Gebärmutter genannt. Am Fundus hat die werdende Mutter allerdings keine Schmerzen. Der untere Teil des Uterus

(Gebärmutter), ganz besonders der Muttermund, besitzt ein paar, aber nicht besonders viele Schmerzrezeptoren. Einige Gebärende nehmen ein unangenehmes Ziehen am Muttermund und Beckenboden wahr.

Der Uterus selber ist durch die sogenannten Mutterbänder vorne mit dem Schambein und hinten mit dem Kreuzbein verbunden. Wenn die Gebärmutter sich während einer Wehe zusammenzieht, dann erfahren die Mutterbänder einen Zug. Dieser Zug überträgt sich auch auf die schmerzempfindlicheren Sehnen und Muskeln, die die Mutterbänder am Becken umgeben. Sie spannen während einer Wehe ebenfalls an und entspannen in der Wehenpause wieder. Der Arbeitsschmerz dieser Muskeln und Sehnen ist deshalb vorne in der Leistengegend und hinten am unteren Rücken zu spüren. Je weiter die Eröffnungsphase der Geburt fortschreitet, desto stärker werden die Kontraktionen (Zusammenziehen des Uterus). Nachdem der Muttermund ganz geöffnet ist, schiebt der Uterus das Kind durch das mütterliche Becken hinaus. Viele Frauen empfinden dann einen mehr oder weniger starken Dehnungsschmerz am Beckenboden.

Fachleute haben erforscht, daß der heftigste Geburtsschmerz der Rückenschmerz sein kann. Dieser Schmerz soll tatsächlich mit starken Verletzungsschmerzen vergleichbar sein. Er rührt daher, daß das Baby auf den unteren Teil der Wirbelsäule drückt und dabei einen heftigen, tiefen Schmerz auslöst. Meist entsteht dieser Schmerz, wenn die Gebärende auf dem Rücken liegt und löst sich schnell auf, wenn die Gebärende eine andere Lagerung, zum Beispiel den Vierfüßerstand oder die Seitenlage wählt.

TIP

Der Geburtsschmerz wird intensiver empfunden, wenn die Gebärende sehr müde oder krank ist. Deshalb ist es empfehlenswert, sich in den letzten Wochen vor der Geburt viel auszuruhen, sich angemessen zu ernähren und darauf zu achten, sich, wenn möglich, nicht mit irgendwelchen Infektionskrankheiten anzustecken.

Wenn Spannungen mit dem Partner oder der Geburtsbegleitung bestehen, ist die Geburtsarbeit behindert und der Schmerz stärker. Lernen Sie frühzeitig, Konflikte anzusprechen und Gefühle nicht zu verschlucken, sondern auszudrücken.

Natürlich gibt es auch rein funktionale Ursachen für einen durchdringenden, langanhaltenden Geburtsschmerz. Wenn das Köpfchen des Kindes sehr groß ist oder das Baby ungünstig vor dem Muttermund liegt, dauert die Geburt länger, und die Schmerzempfindungen sind ausgeprägter. In manchen Fällen kann deshalb eine Schmerzlinderung durch entsprechende Mittel sehr hilfreich sein.

Auf jeden Fall stärken Yogaübungen, die während der Schwangerschaft regelmäßig praktiziert werden, Ihr Körpergefühl. Meditationen schaffen ein Gefühl für Ihre eigene Mitte, das ist eine wichtige Voraussetzung dafür, daß Sie der anstrengenden Geburtsarbeit angemessen begegnen und kreativ mit ihr umgehen können. Das wichtigste Instrument zur Bewältigung des Arbeitsschmerzes der Geburt ist jedoch die Verbindung zu Ihrem eigenen Atem. Das Einatmen und noch mehr das lange, tiefe und rhythmische Ausatmen, vielleicht verbunden mit einem Ton, hat eine wichtige Ventilfunktion für die Schmerzbewältigung. Sie können wirklich Luft ablassen, indem Sie ganz tief ausatmen lernen und Ihren Körper so unterstützen, sich von Spannungen befreien.

Regelmäßige Yoga-übungen erleichtern die Schmerzbewältigung während der Geburt

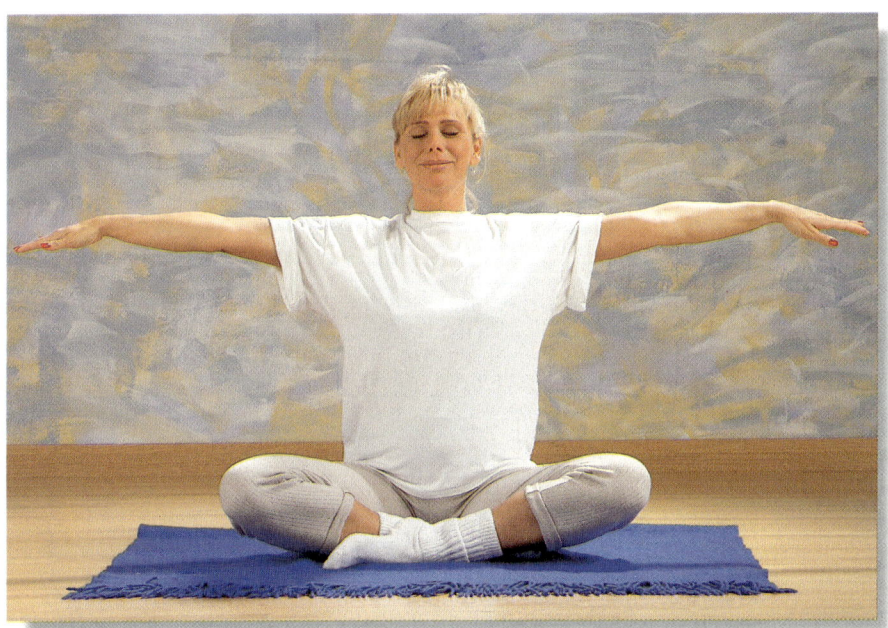

Gibt es die einzig wahre Geburtsvorbereitung?

Geburtsvorbereitungskurse, die eine Umgangsweise mit dem Schmerz und der Anstrengung lehren, existieren seit den dreißiger Jahren. Die meisten der damaligen Kurse orientierten sich an den 1933 veröffentlichten Schriften des englischen Frauenarztes **Dr. Grantly Dick-Read** (1890–1959). Er war ein genauer Beobachter der Umgangsweise der einzelnen Frauen mit den Schmerzen der Geburt und fand heraus, daß es ein „Angst-Verkrampfung-Schmerz-Syndrom" gibt. Das bedeutet, daß Angst vor der Geburt die Ursache von Verspannungen ist. Wenn die durch Angst ausgelösten Körperspannungen groß sind, kann der Geburtsschmerz unerträglich werden. Das verschlimmert die Angst, der Körper verkrampft sich noch intensiver, und die darauffolgenden Schmerzen machen die Geburt zu einem Horrorerlebnis. Dr. Dick-Read setzte sich dafür ein, daß jede Schwangere genügend Informationen über den Geburtsverlauf erhielt und außerdem in einer friedlichen, geistig und körperlich unterstützenden Umgebung ihr Kind gebären konnte.

Dr. Ferdinand Lamaze, ein französischer Gynäkologe, wurde von der sogenannten psychoprophylaktischen Methode inspiriert. Diese hat ihren Ursprung in Rußland. Die zugrunde liegende Theorie besagt, daß Schmerzempfindungen sich verschlimmern, wenn sie auf negativen Gedankenmustern beruhen. Durch Hypnose und Suggestion hat man in der Sowjetunion versucht, Geburtsschmerzen teilweise oder sogar ganz zu beseitigen. Der 1957 verstorbene Dr. Lamaze hat diese Methode Anfang der fünfziger Jahre nach Frankreich übernommen und ausgebaut. In den siebziger Jahren wurde sie auch in Deutschland bekannt. Viele empfinden die Lamaze-Methode als sehr starr, denn es müssen komplizierte Atemmuster antrainiert werden, die während der Geburt von der Aktivität des Körpers ablenken sollen. Außerdem regen die von der Lamaze-Methode vorgegebenen Atemmuster zum oberflächlichen Atmen an. Das kann eine Sauerstoffunterversorgung von Mutter und Kind zur Folge haben.

Der 1918 geborene französische Geburtshelfer **Frédérick Leboyer** hat die Begriffe „Geburt ohne Gewalt" und „Sanfte Geburt" geprägt. Mit diesen Begriffen hat er nicht den Frauen den Schmerz abnehmen wollen, sondern den Empfang des Kindes auf dieser Welt gemeint. Er setzte sich dafür ein, daß Neugeborene würdevoll und ihren Bedürfnissen entsprechend behandelt werden.

Die 1929 in England geborene **Sheila Kitzinger** ist Mutter von fünf Töchtern. Außerdem ist sie Soziologin, Sozialanthroprologin, Geburtsvorbereiterin und Autorin zahlreicher Bücher um Geburt und Mutterschaft. Frau Kitzinger bemüht sich um eine ganzheitliche Sicht von Geburt. Sie hat festgestellt, daß nicht nur körperliche und geistige Faktoren eine Rolle bei dem Umgang mit der Geburt und ihren Schmerzen spielen. Das Lebensumfeld und die Lebenserfahrungen einer Schwangeren haben ihrer Meinung nach eine ebenso große Bedeutung. Sheila Kitzinger sieht die geistige Haltung einer schwangeren Frau gegenüber der Geburt als sehr viel wichtiger an als gelernte Atemtechniken. Dennoch baut sie, auf eine sehr kreative und freie Art, auch Atemtechniken zum besseren Umgang mit Schmerzen in ihre Kurse ein. Frau Kitzinger bereitet nicht unbedingt auf die „natürliche" oder „schmerzlose" Geburt vor, sondern möchte Frauen inspirieren, sich selbst und den eigenen Körper besser kennenzulernen, um einen ganz eigenen Weg zur Bewältigung der Geburtsarbeit zu finden.

Yoga üben

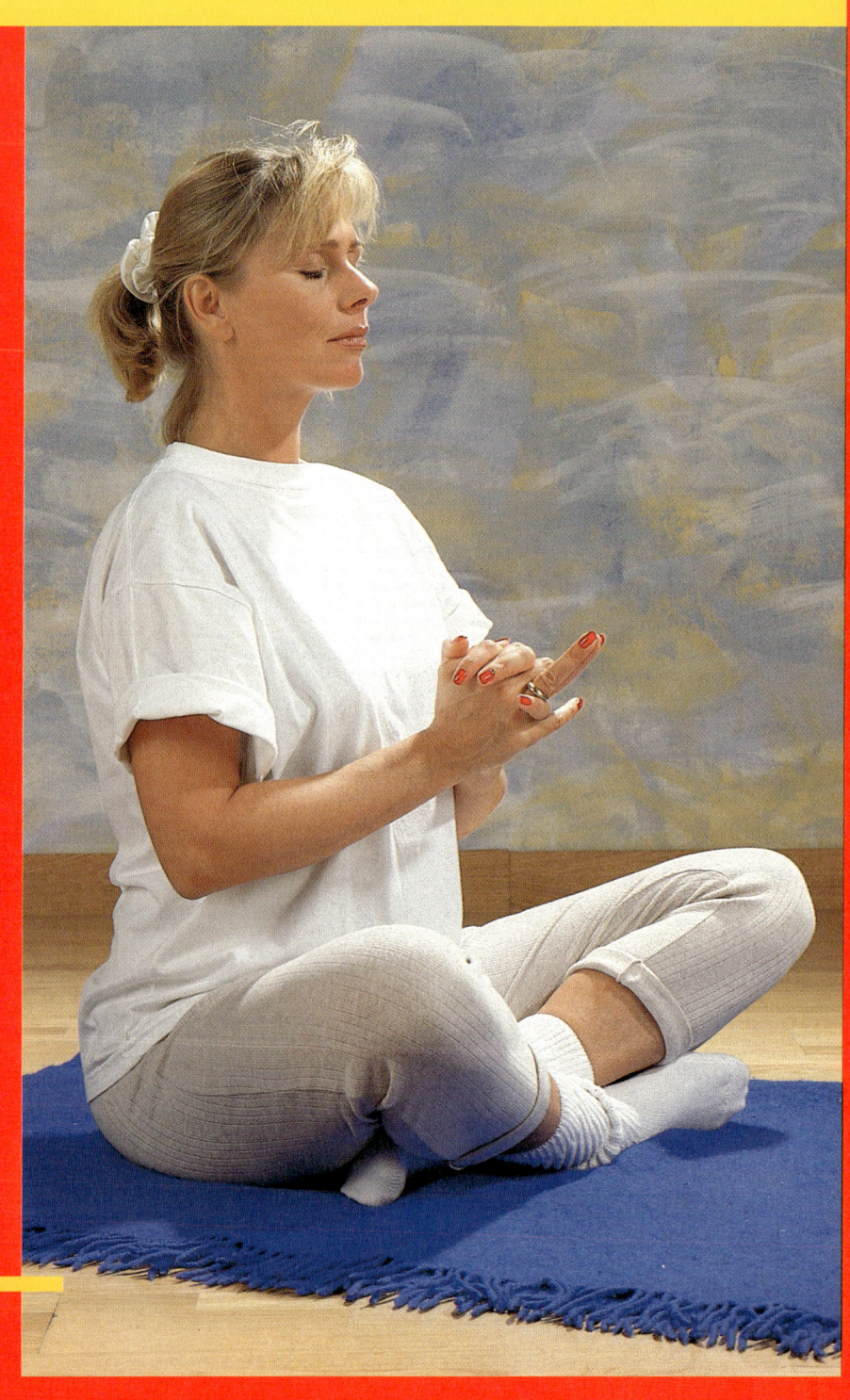

Der Sitz

Viele Yogaübungen und auch die Einstimmung auf das Yoga zum Beginn einer Übungsreihe werden im Schneidersitz ausgeführt. Der Schneidersitz kann Ihnen das Gefühl Ihrer Mitte schenken und Sie stabilisieren, denn das erste Chakra (Wurzelzentrum) hat im Schneidersitz einen guten Kontakt zum Boden. Auch das zweite Chakra (Sakralzentrum) erfährt Stimulation und Entspannung, das bedeutet eine gute Einstimmung auf die Geburt. Auf physischer Ebene lernen Sie, Ihre Beine zu öffnen und zu entspannen, die betreffenden Bänder und Sehnen der Hüft- und Beinmuskulatur werden gedehnt, der Beckenboden besser durchblutet.

ANLEITUNG:

■ Wenn Ihnen der Schneidersitz schwerfällt, schieben Sie sich ein oder mehrere Kissen unter das Steißbein. Drücken Sie niemals Ihre Knie mit Gewalt gegen den Boden, sondern lagern Sie sie ebenfalls auf Kissen.

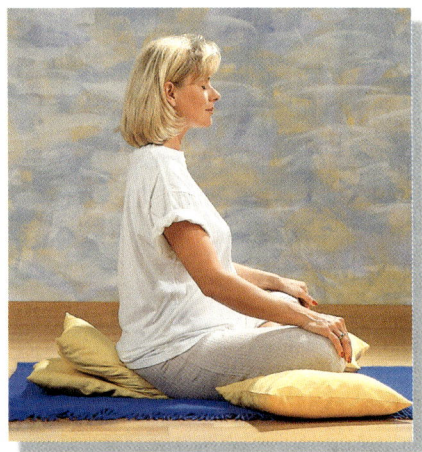

Anfänger können die richtige Sitzhaltung mit Kissen unter dem Steißbein und den Knien unterstützen

TIP

Wenn Sie den Schneidersitz perfekt ausführen, dann sitzen Sie nicht auf Ihrem Steißbein, sondern auf den sogenannten Sitzbeinhöckern. Die Sitzbeinhöcker können Sie fühlen, wenn Sie mit den Händen links und rechts neben den Beckenboden fassen. Ihre Knie sind gegen den Boden gedrückt. Die meisten Menschen können allerdings erst nach längerem Üben in einem mehr oder weniger perfekten Schneidersitz entspannen.

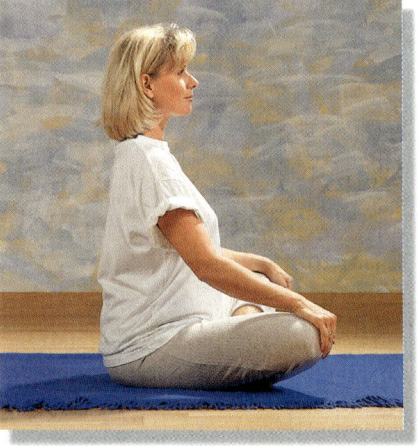

Beim perfekt ausgeführten Schneidersitz ist das Becken etwas nach vorne gekippt, man sitzt auf den Sitzbeinhöckern

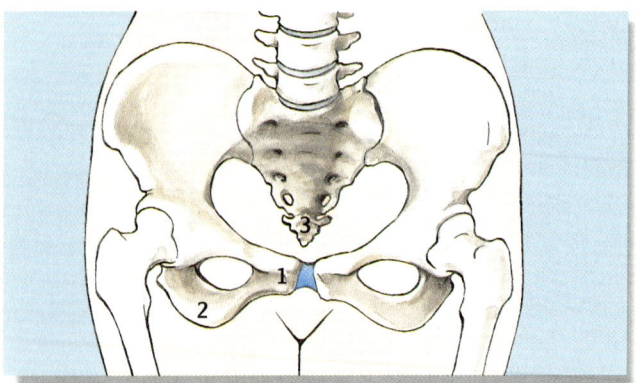

Anatomie des
weiblichen Beckens:
1 Schambein
2 Sitzbeinhöcker
3 Steißbein

Ihre Rückenmuskulatur, die Bauchdecke, Arme, Schultern, Ihren Nacken
und die Gesichtsmuskulatur entspannen können, ohne daß sie gleich wieder in sich zusammensacken.

■ Achten Sie besonders darauf, daß
Ihre Stirn, die kleinen Muskelfäserchen
um die Augen herum und Ihre Kaumuskulatur entspannt ist. Dabei wird
der Unterkiefer ganz schwer und der
Mund öffnet sich leicht. Auf eine entspannte Mundpartie müssen Sie auch
während der Geburt achten. Sind die
Lippen verspannt, und beißen Sie die
Zähne zusammen, dann sind mit ziem-
licher Sicherheit auch Ihr Muttermund
und der Beckenboden eher angespannt.

■ Schließen Sie im Schneidersitz und
auch in allen anderen Yogapositionen
die Augen, und versuchen Sie sich auf
den Punkt zwischen den Augenbrauen
zu konzentrieren. So können Sie sich
selber besser wahrnehmen, außerdem
verstärkt die Konzentration auf den
Punkt zwischen den Augenbrauen
Ihre Intuition.

■ Richten Sie nun Ihre Wirbelsäule
gerade auf: Drücken Sie das Becken
vor, dann den mittleren Teil der Wirbelsäule (Lendenwirbel), ziehen Sie die
Schulterblätter ein wenig zusammen,
und richten Sie das Brustbein auf. Eine
Krankengymnastin sagte einmal, daß
es zum Himmel zeigen soll.

■ Auch die Halswirbelsäule ist gerade
und entspannt, ziehen Sie das Kinn
ein kleines bißchen zum Hals hin.

■ Stellen Sie sich vor, daß ein feiner,
aber starker goldener Faden an Ihrem
Scheitelpunkt befestigt ist. Er zieht Sie
nach oben und hält Sie, so daß Sie

Mantra und Mudra

In der yogischen Philosophie haben
der Gedanke und das gesprochene
Wort eine sehr weitreichende Bedeutung.
Die Yogis gehen davon aus, daß
Gedanken die Verursacher von Emotionen sind, Emotionen wiederum lassen Wünsche entstehen, und manche

Wünsche sind so unwiderstehlich, daß
aus ihnen heraus Taten folgen. Das
Yoga geht deshalb davon aus, daß ein
Mensch zu einem großen Teil das ist,
was er über sich selber denkt und
sagt. Deshalb arbeitet eine Yogini oder
ein Yogi bewußt an ihren oder seinen
Worten und Gedanken.

Der Zusammenhang zwischen Gedanken und dem, was Gedanken an Taten folgen lassen, hat bei uns im Westen durch den Begriff „Positives Denken" Eingang gefunden. Die Technik des Positiven Denkens wird zum Beispiel auf Management-Seminaren, in Krankenhäusern, in Therapiegruppen und auch in der Geburtsvorbereitung gelehrt und angewandt. Ein empfehlenswertes und inspirierendes Buch zu diesem Thema ist „Stell dir vor" von Shakti Gawain, erschienen im Rowohlt-Verlag.

Im Yoga wird das, was wir denken und sagen, **Mantra** genannt. *Man* heißt *Geist* und *Tra* ist die *Projektion*. *Mantra* bedeutet frei übersetzt: *Projektion des Geistes*.

Suchen Sie sich positive Mantras. Das ist besonders wichtig für die Geburt. Eine Yogaschülerin wurde von ihren Wehen so überwältigt, daß sie am liebsten fortwährend „Au! Au!" geschrien hätte. Mit letzer Kraft hängte sie hinter das „Au!" ein „F", so daß aus dem „Au" ein „Auf" wurde. Sie sagte später, daß das „Auf" sie aus ihrer Verzweiflung gerettet und für die Geburt ihres Kindes geöffnet hätte. Wenn sie nur „Au" gerufen hätte, wäre sie immer tiefer in den Strudel von Sinnlosigkeit und Schmerzen hineingeraten.

Wenn Sie mögen, benutzen Sie das Yogamantra *Sat Nam*. Dieses Mantra stammt aus der Kunstsprache Gurmukhi, die vor circa 500 Jahren in Nordindien entwickelt wurde. Sie ähnelt dem Sanskrit, das schon viele tausend Jahre alt ist. Beide Sprachen werden nie im Alltag gesprochen, damit sie frei von gewöhnlichen Gedanken bleiben. Sie werden nur benutzt, um in Kontakt mit der unendlichen Seele zu kommen. *Sat* bedeutet *Wahrheit* und *Nam* ist gleichzusetzen mit *Name* oder *Identität*. Mit *Sat Nam* bestätigen Sie Ihr wirkliches Selbst, das, was Sie hinter allen Masken und Rollen tatsächlich sind.

Übungen und Meditationen werden manchmal mit bestimmten Haltungen der Arme, Hände und Finger ausgeführt.

Die rechte Körperhälfte ist in den yogischen Lehren die Sonnenseite des Menschen; sie symbolisiert die Fähigkeit zu geben, aktiv zu sein, sie ist warm und drückt den männlich-rationalen Teil einer Person aus.

Die linke Seite ist die Mondseite, der kühle, empfangende, weiblich-intuitive Anteil des Menschen.

Beide, Frauen wie Männer, haben eine sonnen- und eine mondbetonte Seite in sich. Im Yoga geht es darum, beide Seiten auszubalancieren, so daß kein Anteil störend überwiegt. Eine bekannte Handhaltung ist die sogenannte Gebetsposition, in der man beide Hände vor der Brust zusammennimmt. Diese Haltung gleicht die Sonnen- und Mondseite des Menschen aus und wirkt deshalb sehr zentrierend für die betreffende Person.

Auch die einzelnen Fingerhaltungen haben eine tiefere Bedeutung. Sie werden **Mudras** genannt. Das bekannteste Mudra ist wohl das sogenannte Weisheitsmudra (Gyan Mudra). Hierbei bringen Sie die Kuppe Ihres Daumens und die Kuppe Ihres Zeigefingers zusammen. Der Daumen steht im Yoga für das Ego, die Persönlichkeit eines Menschen, der Zeigefinger für inneres Wissen und Wachstum. Der Mittelfinger symbolisiert die Licht- und Schattenseite einer Person und die Fähigkeit, sich mit der Umwelt auseinanderzusetzen. Der Ringfinger steht für Gesundheit, Kraft und Ausstrahlung und der kleine Finger für Kommunikation.

Fast alle Meditationen und auch einige der Yogaübungen werden zusammen mit bestimmten Mudras und Mantras ausgeführt.

Die Atmung

Yogische Atmung

Tiefer Atem, Ruhe und Konzentration auf sich selber können Körper, Geist und Seele in Einklang bringen. Deshalb schenken Yogis und Yoginis der Atmung so viel Beachtung. Um eine körpergerechte Grundatmung zu lernen, brauchen Sie keine besondere Technik. Sie ist jedem Wesen angeboren. Es ist allerdings wichtig, daß die Körperhaltung gerade ist und Sie entspannt sind, damit die Lungen und die Atemmuskulatur effektiv arbeiten können. Für die Geburtsarbeit ist die bewußte Atmung sehr wichtig. Lange, tiefe Atemzüge helfen, das Kind und den eigenen Körper optimal mit Sauerstoff zu versorgen. Durch bewußtes Ausatmen können die Geburtswehen veratmet werden.

Physiologie und Funktion der Atmung

Mit dem Einatmen strömt die sauerstoffhaltige Luft durch die Nase oder den Mund, weiter durch die Luftröhre und die sich immer weiter verzweigenden Bronchien und Bronchiolen bis in die kleinen Lungenbläschen (Alveolen). Die Alveolen sind von Blut umspült, das den Sauerstoff aufnimmt. Das sauerstoffhaltige Blut fließt von der Lunge zum Herzen und wird von ihm durch den ganzen Körper bis hin zur kleinsten Zelle gepumpt, um sie mit Sauerstoff zu versorgen. Bei der Energieversorgung der Zellen fällt Kohlendioxid an, das vom Blut durch die Venen zur Lunge transportiert, dort von den Lungenbläschen aufgenommen und dann ausgeatmet wird.
Es ist wichtig und gesund, durch die Nase einzuatmen, weil kleine Venengeflechte in der Nase dafür sorgen,

daß die Luft erwärmt und der Körpertemperatur angepaßt wird. Außerdem wird die eingeatmete Luft in der Nase vorgereinigt und befeuchtet.

An den blasebalgähnlichen Atembewegungen der Lungenflügel sind viele Muskeln des Brustkorbes beteiligt. Der größte Atemmuskel ist das immer rege Zwerchfell. Es befindet sich unterhalb der Lunge und wölbt sich wie ein Dach über den Bauchraum. Wenn Sie atmen, bewegt sich das Zwerchfell auf und ab. Beim Einatmen bewegt sich das Zwerchfell nach unten und vergrößert den Brustraum. Andere Muskeln weiten die Rippen. Mit dem Ausatmen entspannt sich das Zwerchfell, und der Brustkorb verengt sich.

Wenn Sie sich angewöhnen lang und tief zu atmen, versorgen Sie Ihren Körper einerseits optimal mit Sauerstoff. Andererseits erhalten alle Organe in der Nähe des Zwerchfelles durch seine größeren Bewegungen eine Massage. Herz, Leber und Verdauungsorgane werden so angeregt, ihre vielfältigen Aufgaben besser zu erfüllen.

Die Lunge einer Schwangeren ist vergrößert, weil auch das Kind über den Mutterkuchen (Plazenta) mit lebenswichtigem Sauerstoff versorgt werden muß. Das Kind hat zwar einen eigenen Blutkreislauf, nimmt aber alle Nährstoffe, die es zur Versorgung seiner Körperzellen braucht, über das Blut der Mutter auf. Alle Stoffe, die das Baby ausscheiden muß, somit auch das Kohlendioxid, gibt es durch die Plazenta an den Blutkreislauf seiner Mutter ab. Kreislauf und Atmung einer werdenden Mutter müssen für zwei arbeiten. Allerdings wird die Arbeit

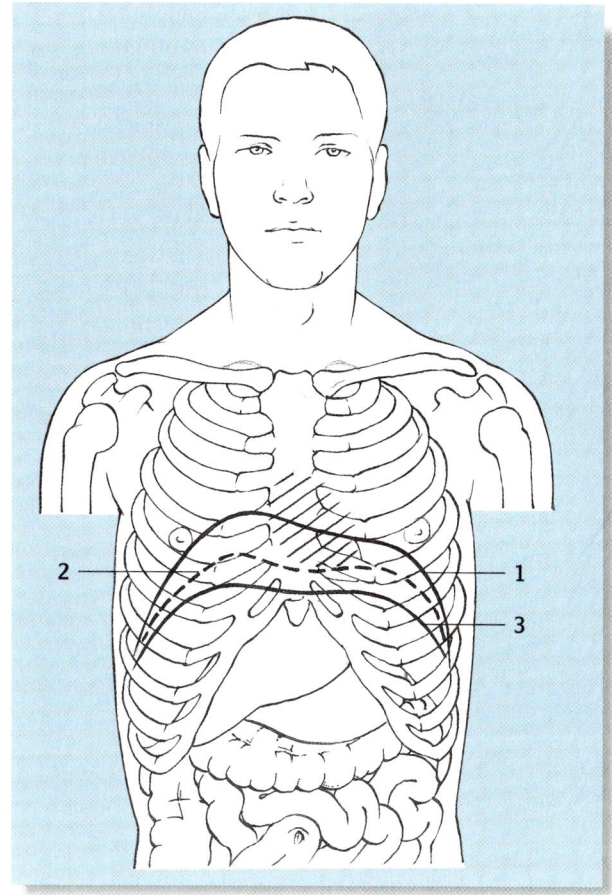

ihres Zwerchfelles und damit auch ihrer Lunge in den letzten Monaten der Schwangerschaft durch ihr Baby behindert, weil es bis unter ihren Rippenbogen gewachsen ist. Schwangere Frauen sind deshalb oft kurzatmig. Aus diesem Grunde ist es wichtig, daß gerade Schwangere lernen, so tief und bewußt wie möglich zu atmen. Solch eine Atmung wird das Lebensgefühl verbessern und zum allgemeinen Wohlbefinden beitragen.

Das Zwerchfell massiert bei der tiefen Atmung die Organe der Bauchhöhle
1 Ausatmung
2 mittlere Stellung
3 Einatmung

Atmen während der Übungen

Die korrekte Atmung ist wichtiger Bestandteil einer Yogaübung. Die Grundatmung ist die **Nasenatmung**: Es wird durch die Nase ein- und ausgeatmet. Aber viele Menschen atmen, sobald sie Yoga üben, durch die Nase ein und durch den Mund aus. Diese Atemtechnik ist eher grob und sollte nur in Situationen, die diese Atmungsweise erfordern, angewandt werden: Für viele Gebärende zum Beispiel ist es hilfreich, durch die Nase ein- und durch den Mund auszuatmen.

Die Yogalehre sagt, daß die Nasenatmung durch die gleichmäßige Stimulierung feinstofflicher Energiebahnen (Nadis), die sich an der Nasenwurzel befinden, den emotionalen Zustand eines Menschen verfeinert und ausbalanciert.

Besonders bei ruhigen, statischen Übungen kommt die sogenannte **Bauchatmung** dazu, die jedem Wesen angeboren ist. Sie können sie bei Tieren und kleineren Kindern beobachten. Auch manche Erwachsene haben sich diese Atmung bewahrt oder wiedererlernt. Natürlich befindet sich in Ihrem Bauch keine mysteriöse weitere Lunge, die die Atembewegung im Bauchraum verursacht. Ursache für eine natürlich Bauchatmung ist die intensive, weite Auf- und Abbewegung eines entspannten Zwerchfells. Diese Bewegung überträgt sich auf alle weiteren Bauchmuskeln. Sie könnten die Atembewegung sogar in der Rückenmuskulatur und, ganz leicht und fein, in Ihrem Becken wahrnehmen.

> ### TIP
> *Das lange und tiefe Atmen in den Bauchraum hat eine stimulierende und entspannende Wirkung auf alle sich in ihm befindenden Organe.*

Stellen Sie sich in der Pause zwischen zwei Übungen vor, daß Sie zu Ihrem Kind hinatmen. Das Baby wird Ihre Liebe und Aufmerksamkeit spüren. Es ist zu empfehlen, jede einzelne Übung mit zwei tiefen Atemzügen zu begrüßen und zu verabschieden und diese Verhaltensweise später auf die Wehenarbeit zu übertragen.

Geburtsatmung und Wehensingen

In angstmachenden Situationen tendieren die meisten Menschen dazu, ihren Atem anzuhalten. Dasselbe kann auch während der Geburt passieren. So ein Verhalten intensiviert jedoch den Geburtsschmerz, weil die Gebärende nicht losläßt und ausatmet, um mit dem Einatmen wieder genügend Sauerstoff aufzunehmen. Die mit Sauerstoff unterversorgte Muskulatur verspannt sich, die Muskelspannung verstärkt den Schmerz und damit die Angst. Ehe die werdende Mutter sich versieht, befindet sie sich also in einer Spirale von Angst, Spannung und Schmerz. Wichtig ist es, während der einer Wehe ganz bewußt auszuatmen, loszulassen und leerzuwerden, damit mit dem Einatmen genügend Sauerstoff aufgenommen werden kann. Während einer Wehe können Sie sich vorstellen, daß Sie alle Anspannung hinausatmen. Ihre Atmung ist das Ventil für den Schmerz. Sie dürfen auch singen oder tönen beim Ausatmen. Das Tönen unterstützt eine gleichmäßige Ausatmung und ist eine wunderbare Unterstützung beim Umgang mit dem Geburtsschmerz. Singen ist übrigens ein optimales Atemtraining. Singen Sie in der Schwangerschaft, wo immer Sie können und mögen, auch wenn Sie glauben, daß Ihre Stimme eher eingerostet ist oder daß Sie nie schön singen konnten. Nach der Geburt wird Ihr Baby es lieben, wenn Sie ihm Schlaf- und Kinderlieder vorsingen.

Während der Pause zwischen zwei Wehen atmen Sie zu Ihrem Kind hin: Entspannen Sie sich mit dem Ausatmen und stellen Sie sich vor, daß Sie sich und Ihr Kind während des Einatmens mit Sauerstoff versorgen. Es kann sein, daß Sie, wenn die Geburt weiter fortgeschritten ist, das Gefühl haben, nicht mehr tief in den Bauch atmen zu können. Auf dem Höhepunkt einer Wehe atmen Sie vielleicht nur noch in den Brustraum, wenn die Wehe abklingt, können Sie wieder tiefer atmen. Einige Frauen rufen in dieser Phase „Jaaaaa!" oder „Aaaaa …", ein melodisches Singen ist nun nicht mehr möglich. Folgen Sie nicht dem Drang, eventuell „Nein!" zu brüllen, denn ein Nein wird Sie eher verschließen.

Wenn die mehr oder weniger lange Zeit der Eröffnungsphase der Geburt überstanden und der Muttermund geöffnet ist, schiebt die Gebärmutter das Kind durch das Becken hinaus. Sie können mit Ihrer Atmung diesen Vorgang unterstützen. Einige Frauen stöhnen oder schreien sogar und müssen hart arbeiten, um das Kind hinauszudrücken, andere atmen einfach lang, tief und konzentriert, weil die Gebärmutter und das Kind die Arbeit fast von alleine leisten. Es gibt Hebammen, die das Pressen nach alter Methode anleiten: „Luft anhalten, Mund zu, Augen zu, Kinn auf die Brust und pressen, pressen, pressen!" Viele werdende Mütter beurteilen diese Methode als nicht sehr körpergerecht. Die Lungen sind bis zum Zerbersten mit Luft gefüllt, der Druck wird nicht zum Beckenboden geschickt, sondern in den Kopf. Geplatzte Äderchen im Gesicht, besonders in den Augen, sind die Folge. Durch das lange Luftanhalten ermüden die betreffenden Frauen viel schneller und empfinden die Austreibungsphase deshalb als sehr anstrengend.

Auf jeden Fall sollten Sie zum Beginn jeder Wehe und nach jeder Wehe zweimal tief ein- und ausatmen, um sich und das Kind bewußt mit Sauerstoff und Lebensenergie (Prana) zu versorgen. Das berühmte Hecheln wird nur angewandt, wenn der Preßdrang so groß ist, daß Sie, wenn Sie tief einatmen, unweigerlich drücken müssen, aber der Muttermund noch nicht ganz geöffnet ist oder der Damm nicht reißen soll. Auf „Zehenspitzen" sollen Sie nun über die Wehe hinweggehen und bloß nicht tief einatmen, damit die Bewegung Ihres Zwerchfelles nicht einen unkontrollierbaren Drang zum Drücken stimuliert. Das Hecheln ist ganz einfach: Entweder hecheln Sie wie ein Hund oder Sie atmen kurz und flach durch den Mund ein und aus, als würden Sie gegen eine Kerzenflamme pusten, die aber nicht ausgehen soll. Die Atembewegung des Zwerchfelles ist dann flacher, aber Sie und Ihr Kind bleiben während dieser Übung ausreichend mit Sauerstoff versorgt.

Körperbewußtsein und Geburtsvorbereitung

Yoga ist eine wunderbare Möglichkeit, sich mit dem eigenen Körper vertraut zu machen, ihn sanft zu dehnen und zu stärken und zu lernen, sich auf sich selber zu konzentrieren. Das sind Faktoren, die für den Akt der Geburt sehr wichtig sind. Wir leben in einer Zeit, in der die meisten Menschen sich einerseits zu wenig bewegen und es andererseits verlernt haben, den Impulsen ihres Körpers zu vertrauen. Wenn Sie regelmäßig Yoga üben, lernen Sie sich und Ihren Körper neu kennen. Einige der angegebenen Übungen werden Ihnen helfen, sich zu entspannen, andere Übungen konfrontieren Sie mit Ihren Grenzen und lehren Sie, sich mit diesen Grenzen auseinanderzusetzen. Auch die Geburt ist eine Grenzerfahrung, aus der es kein Zurück gibt. Nur mit der Fähigkeit, den eigenen Impulsen zu trauen, den Körper sprechen zu lassen und sich immer wieder zu öffnen, ist die Geburt zu bewältigen. Niemand kann Ihnen sagen, wie lange die Geburt Ihres Kindes dauern wird; auch ist es unmöglich, Ihnen schon im voraus die Gefühle und Schmerzen erfahrbar zu machen, die Sie auf Ihre ganz eigene Art empfinden werden.

Die Geburt Ihres Kindes wird sich auf einzigartige Weise von allen anderen Geburten unterscheiden. Sicher ist nur, daß Ihre Gebärmutter sich immer wieder rhythmisch zusammenziehen und entspannen wird, um erst den Muttermund zu öffnen und dann das Kind durch das Becken hinaus zu schieben. Das Zusammenziehen der Gebärmutter wird Kontraktion oder Wehe genannt, die Entspannungsphase zwischen den Gebärmutterkontraktionen ist die sogenannte Wehenpause. Eine Wehe ist nichts anderes als Körperarbeit. Zwischen zwei Arbeitseinheiten gönnt sich der Körper immer eine Ruhepause, um Kraft zu sammeln.

■ Bauen Sie die verschiedenen Yogaübungen wie eine kleine Geburt auf.

■ Stellen Sie sich vor, daß jede Yogaübung wie eine Wehe ist. Schließen Sie die Augen während der Übung, konzentrieren Sie sich auf den Punkt zwischen den Augenbrauen, spüren Sie die Anstrengung, und atmen Sie wie angegeben.

■ Wenn Sie die Übung beenden, öffnen Sie nicht gleich die Augen, sondern spüren Sie in sich hinein, und atmen Sie bewußt zu Ihrem Baby hin. Lassen Sie ganz los, und wenn Sie sich strecken, recken oder anders bewegen wollen, so lassen Sie diese Körperimpulse zu, ohne die Augen zu öffnen.

■ Nach einer Ihnen angenehmen Zeit öffnen Sie Ihre Augen wieder, um die nächste Übung in Angriff zu nehmen.

■ Es ist unbedingt empfehlenswert, mehrere Übungen hintereinander zu machen. Entscheiden Sie selber, wann Sie genügend geübt haben, und legen Sie sich dann für ein paar Minuten in die Seitenlage und entspannen Sie wie angegeben.

■ Zur Abrundung ist es schön, das Yoga mit einer kleinen Meditation zu beenden.

Bevor Sie jetzt mit den Übungen beginnen, lesen Sie bitte alle Kapitel über Sitz, Einstimmung, Mantra und Mudra bis hin zu denen über die Atmung durch, damit eventuelle Fragen beantwortet und Unklarheiten beseitigt werden.

Die Einstimmung

Sie können Yoga zu jeder Zeit an jedem Ort üben, an dem Sie sich gerade befinden, also auch an Ihrem Arbeitsplatz, sei der nun ein Büroraum oder das Zimmer Ihrer älteren Kinder. Die Hauptsache ist, daß Sie überhaupt etwas für sich selber tun.

Wenn Sie etwas mehr Zeit haben, dann räumen Sie den Raum, in dem Sie Yoga machen wollen, auf. Breiten Sie eine Decke als Unterlage auf dem Boden aus, und halten Sie ein paar

Kissen und eine weitere Decke parat. Die Kissen werden Sie vielleicht zur Unterstützung der einen oder anderen Übung benötigen, und mit der Decke können Sie sich zudecken, wenn Sie sich entspannen.

Tragen Sie weite, bequeme Kleidung, in der Sie sich gut bewegen können.

ANLEITUNG:

■ Setzen Sie sich im Schneidersitz auf Ihre Unterlage. Vielleicht fühlen Sie sich wohler, wenn Sie Kissen unter Steißbein und Knie schieben.

■ Nehmen Sie zur Einstimmung auf das Yoga beide Hände vor der Brust zusammen, und konzentrieren Sie sich auf Ihr körperliches und seelisches Befinden. Akzeptieren Sie, wie Sie sich im Moment fühlen, ob Sie nun wach und entspannt oder müde und nervös sind.

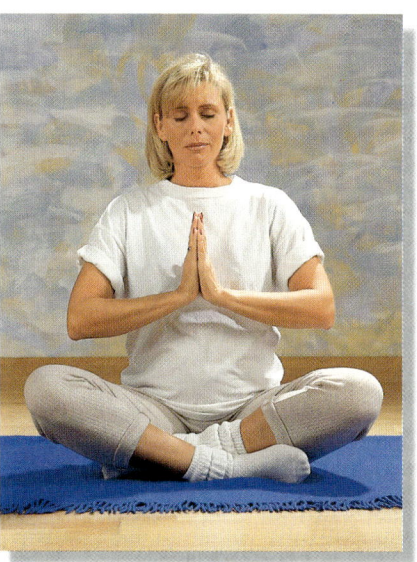

Einstimmung auf das Yoga-Set

■ Richten Sie Ihre Wirbelsäule gerade auf, und entspannen Sie die Muskulatur von Rücken, Bauch, Schultern, Nacken, Kopf und Gesicht.

■ Atmen Sie ein paarmal lang und tief ein und aus. Stellen Sie sich vor, daß mit dem Ausatmen alle Nervosität, Spannung, Müdigkeit und aller Schmerz aus Ihrem Körper hinausfließen. Mit dem Einatmen strömen Kraft und Lebensenergie in jede Faser Ihres Körpers und auch zu Ihrem Baby hin.

■ Wenn Sie die Einstimmung auf das Yoga vertiefen wollen, dann singen Sie folgendes Mantra: „Ong Namo – Guru Dev Namo." *Namo* heißt *Ich grüße*, *Ong* bedeutet *Schöpferische Energie, die in mir und um mich herum wirkt*. *Gu* kann mit *Dunkelheit* übersetzt werden und *Ru* mit *Licht*. *Guru* bedeutet soviel wie *vom Dunkeln zum Licht* oder *Weisheit*. Somit ist Guru das Wissen, das in jeder Lebenssituation verborgen ist. Wenn der einzelne Mensch will, kann er deshalb aus allem, was ihm widerfährt, lernen. *Dev* hat die Bedeutung von *erhaben und göttlich*. *Ong Namo – Guru Dev Namo* heißt also: „Ich grüße die Kreativität in mir und um mich herum – Ich grüße die unendliche Weisheit." Singen Sie das Mantra dreimal. Mit diesem Mantra öffnen Sie sich für einen Ihnen angemessenen Lern- und Wachstumsimpuls.

Wirbelsäule

Yogaübungen für den Rücken sind ein wichtiger Bestandteil des Kundalini-Yogas. Die Yogalehre sagt, daß eine flexible Wirbelsäule ein Zeichen für Gesundheit ist, denn je beweglicher die Wirbelsäule ist, desto ungestörter können die aus der Wirbelsäule austretenden Nervenstränge die einzelnen Organsysteme enervieren, für die sie verantwortlich sind. Die Organe funktionieren besser, der Mensch fühlt sich lange wohl, gesund und jugendlich. Bekannt ist auch, daß eine entspannte und gerade Wirbelsäule die Atmung verbessert, weil die Lungenflügel nicht wie bei einer krummen Haltung zusammengedrückt werden, sondern sich ganz entfalten können. Die Atmung ist verbessert, mehr Sauerstoff und damit Lebensenergie steht dem Körper zur Verfügung.

TIP

Während der Geburt ist es wichtig, daß die Wirbelsäule entlastet und bewußt gerundet wird, damit das Kind sich dem Geburtskanal anpaßt und nicht gegen einzelne Wirbel drückt. Eventuelle Rückenschmerzen, die durch die Geburt des Kindes ausgelöst werden, sind sehr unangenehm, jedoch in den meisten Fällen vermeidbar, wenn die Gebärende eine wirbelsäulenfreundliche Haltung einnehmen kann.

Hilfreich hierbei ist das eigene Empfinden für die Wirbelsäule und ihre Flexibilität, die schon in der Schwangerschaft trainiert werden sollte.

Sufikreise
Diese Übung unterstützt die Entspannung der Rückenmuskulatur und ist

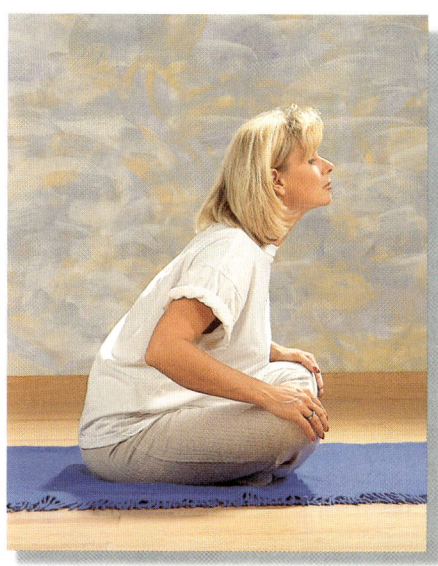

Entspannung der Rückenmuskulatur

für die Wirbelsäule sehr angenehm. Sie können mit dieser Übung die Yogastunde beginnen, weil sie lösend und entkrampfend wirkt und daher eine gute Einstimmung auf die folgende Körperarbeit darstellt.

ANLEITUNG:

■ Setzen Sie sich in den Schneidersitz. Ihre Hände ruhen auf den Knien.
■ Machen Sie nun große Kreise mit dem Rücken, und achten Sie darauf, daß Sie, wenn Sie sich nach vorne bewegen, Ihr Brustbein bewußt vorstrecken, und wenn Sie sich nach hinten kreisen, Ihren Rücken ganz rund machen.
■ Bei fortgeschrittener Schwangerschaft werden die Kreise von alleine kleiner, weil Sie Ihren Rücken nicht mehr allzu extrem krümmen können.
■ Atmen Sie durch die Nase ein und aus. Sie atmen ein, wenn Sie nach

vorne kreisen und mit dem runden Rücken aus.
■ Kreisen Sie mindestens eine Minute in eine Richtung, und wechseln Sie dann für eine Minute in die andere Richtung.

Der Kamelritt

Der Kamelritt ist eine typische Übung für die Flexibilität der Wirbelsäule. Er stärkt außerdem die Rückenmuskulatur und wirkt sogar leicht verdauungsanregend. Sie können den Kamelritt im Schneidersitz oder auch im Fersensitz üben. Im Schneidersitz ausgeübt, wirkt diese Übung eher auf den oberen Rücken; sitzen Sie im Fersensitz, arbeitet sie am Beckengürtel.

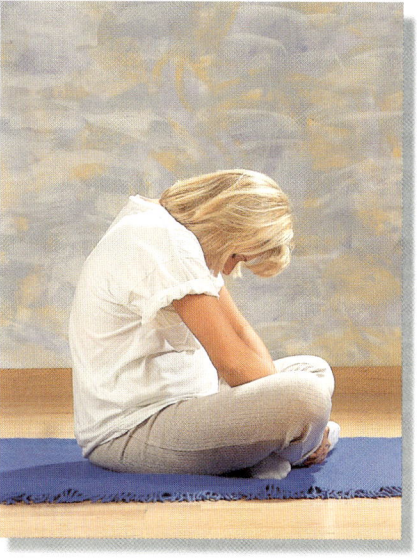

Kamelritt im Schneidersitz für den oberen Rücken

ANLEITUNG:

■ Begeben Sie sich in den Schneideroder Fersensitz. Die Hände ruhen auf den Knien beziehungsweise auf den Oberschenkeln.

69

■ Mit dem Einatmen drücken Sie bewußt das Brustbein vor, mit dem Ausatmen runden Sie den Rücken.

■ Um die Bewegung zu unterstützen, können Sie mit dem Einatmen und dem Vordrücken des Brustbeins den Kopf in den Nacken nehmen und mit dem Rundmachen des Rückens das Kinn zur Brust bewegen.

■ Üben Sie so ein bis zwei Minuten.

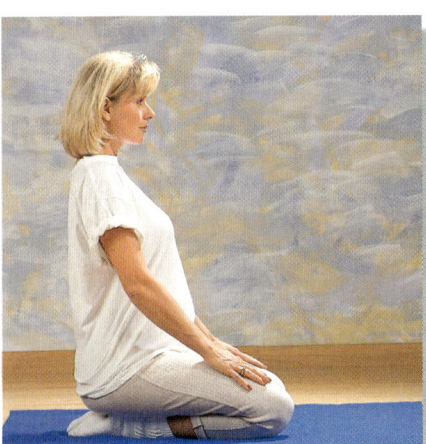

Kamelritt im Fersensitz für den Beckengürtel

Brust, Schultern und Nacken

Leider gibt es keine Übung, die die Brüste festigt, denn sie bestehen nicht aus Muskulatur, die trainiert werden kann, sondern hauptsächlich aus Bindegewebe. Nur ein gutsitzender BH kann die Brüste stützen, wenn sie während Schwangerschaft und Stillzeit schwerer werden. Die folgende Übung unterstützt aber die Versorgung des Brustgewebes und regt auch das lymphatische System an. Sie wirkt außerdem wohltuend zentrierend.

Die aktive Gebetsposition für den Brustbereich

ANLEITUNG:

■ Sie sitzen bequem, aber mit geradem Rücken im Schneidersitz.

■ Bringen Sie beide Handflächen vor der Brust zusammen, und drücken Sie sie so fest wie nur möglich gegeneinander.

■ Halten Sie den Druck, konzentrieren Sie sich auf den Punkt zwischen den Augenbrauen, und üben Sie für eine Minute mit langen, tiefen Atemzügen.

■ Achten Sie darauf, daß Ihr Gesicht trotz aller Anstrengung entspannt bleibt.

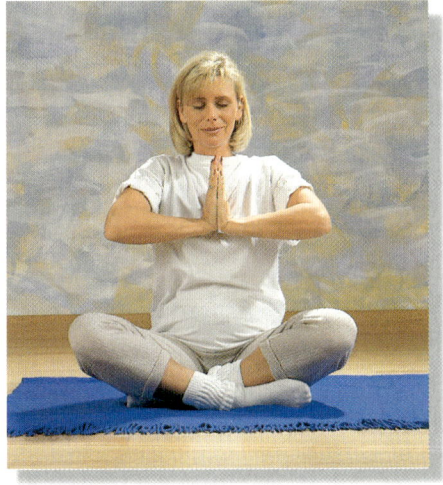

Aktive Gebetsposition für den Brustbereich

Schulterübung

Auch die Schultern sind während der Schwangerschaft belastet, denn das Gewicht noch ungeklärter Fragen, von Ängsten vor der Geburt oder dem unbekannten neuen Leben als Mutter

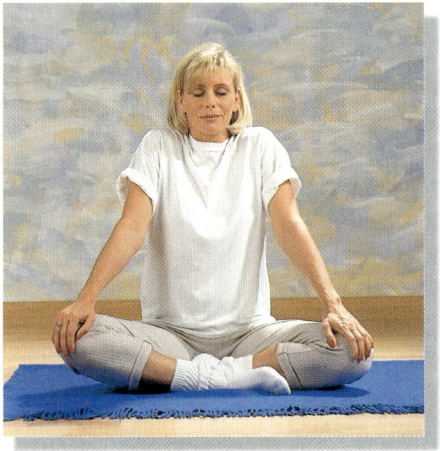

Schulterübung

ANLEITUNG:

▪ Sie sitzen im Schneidersitz, Ihre Augen sind geschlossen, und Sie spüren in sich hinein.

▪ Nehmen Sie Ihren Schulter-, Nacken- und Halsbereich wahr.

▪ Nun bewegen Sie Ihren Kopf mit dem Einatmen zur linken Schulter und mit dem Ausatmen ganz langsam zur rechten Schulter. Stellen Sie sich vor, daß mit dem Ausatmen alle Spannung aus Ihnen hinausfließt.

▪ Machen Sie diese Übung in einem Ihnen gemäßen Rhythmus, so lange sie Ihnen guttut.

ruht vielleicht auf ihnen. Zur Entlastung der Schultern dient die folgende schöne Yogaübung.

ANLEITUNG:

▪ Sie sitzen im Schneider- oder im Fersensitz.

▪ Mit dem Einatmen ziehen Sie die Schultern hoch bis zu den Ohren, und mit dem Ausatmen lassen Sie die Schultern wieder fallen.

▪ Atmen Sie auch hier durch die Nase und üben Sie mit geschlossenen Augen ein bis zwei Minuten lang.

Yoga für den Nacken

Wenn der Rücken und die Schultern verspannt sind, dann ist meistens auch die Hals- und Nackenmuskulatur in Mitleidenschaft gezogen. Die allgemeine Anspannung kann sich bis in die Kopf- und Gesichtsmuskulatur fortsetzen und zu Kopfschmerzen führen. Folgende Übung tut Ihrem Nacken wohl und wirkt deshalb auch gegen Verspannungskopfschmerzen.

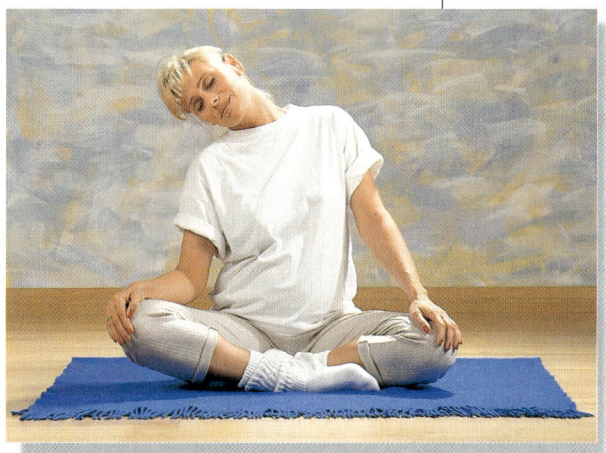

Nackenübung

Bauch und Po

Für die Zeit der Schwangerschaft und den Akt der Geburt ist es wichtig, daß Ihre **Bauchmuskeln** stark und dehnbar sind, denn sie müssen das im Körper wachsende Kind halten können und später der Gebärmutter helfen, das Baby in der Austreibungsphase der Geburt hinauszuschieben. Sie dürfen allerdings nur noch wenige Übungen speziell für den Bauch praktizieren, weil die meisten Bauch, Beckenboden und Rücken zu sehr belasten würden. Aber die hier vorgestellte Übung sowie Spazierengehen, Schwimmen und – wenn Sie sich sicher fühlen – auch das Fahrradfahren, sind Bewegungsformen, die besonders dem Bauch guttun.

Der **Po** ist ein Körperteil, der im allgemeinen sehr vernachlässigt wird. Gerade während der Schwangerschaft denkt so manche Frau mit schlechtem Gewissen an ihre untere Rückenpartie und fragt sich, ob sich diese von Schwangerschaft und Vernachlässigung je wieder erholen wird. Aber hier gibt es Abhilfe in Form einer einfachen, wenn auch anstrengenden Übung, die während der Schwangerschaft praktiziert werden darf.

Eine Übung für den Bauch

Diese Übung arbeitet außer am Bauch auch an der Verdauung und der Beweglichkeit Ihrer Wirbelsäule.

ANLEITUNG:

■ Ausgangsposition für diese Übung ist der Vierfüßerstand.
■ Strecken Sie mit dem Einatmen das linke Bein aus, beim Ausatmen bewegen Sie das Knie in Richtung Kopf. Dabei rundet sich Ihr Rücken etwas.
■ Nach einer Minute wechseln Sie das Bein.

Übung für einen schönen Po und schöne Oberschenkel

ANLEITUNG:

■ Legen Sie sich auf die Seite, winkeln Sie das untere Bein an, und unterstützen Sie den Kopf mit Ihrer Hand.
■ Strecken Sie das obere Bein, aber ziehen Sie die Zehen in Richtung Ihres Körpers, um einen eventuellen Krampf zu vermeiden.
■ Der Clou bei dieser Übung ist, daß Sie das obere Bein so weit nach hinten ziehen, daß Sie es nur ungefähr 50 Grad heben können. Mit dem Einatmen heben Sie das Bein, mit dem Ausatmen senken Sie es wieder.

Übung für den Bauch

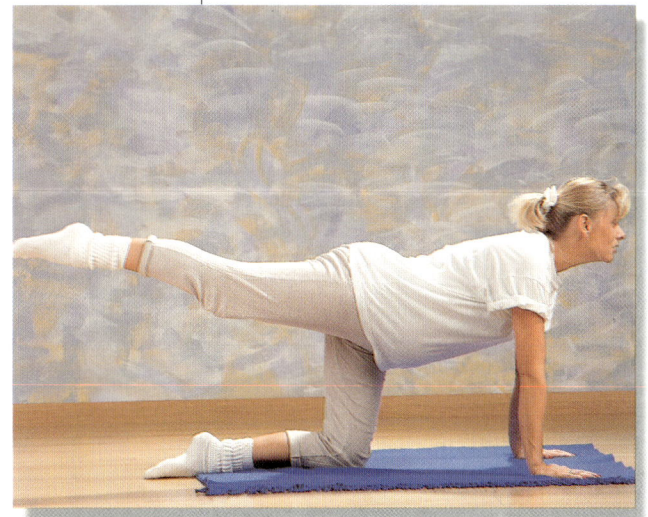

72

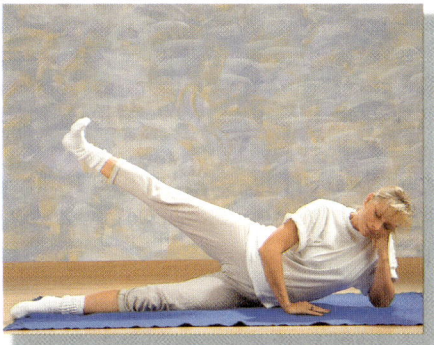

Übung für Po und Oberschenkel

■ Sie werden schon nach 30 Sekunden merken, wie effektiv diese Übung an Po und seitlichem Oberschenkel arbeitet.

■ Wechseln Sie dann die Seite und üben Sie mit dem anderen Bein.

Unterer Rücken und Becken

Beckenkreisen

Die folgende Übung ist eine der ursprünglichsten Geburtsbewegungen überhaupt. Aus den kreisenden Bewegungen des Beckens heraus hat sich der Bauchtanz entwickelt. Das Beckenkreisen ist eine wunderschöne, sinnliche Übung. Während der Schwangerschaft ausgeführt, lindert das Beckenkreisen Schmerzen und Spannungen im Bereich des unteren Rückens. Während der Geburt praktiziert, wirkt

diese Übung entspannend auf den Beckengürtel und hilft dem Baby, sich den Weg in und durch das Becken zu bahnen.

ANLEITUNG:

■ Ausgangsposition ist der Vierfüßerstand.

■ Stellen Sie sich vor, daß Ihre beiden Pobacken dick mit Fingerfarbe beschmiert sind. Malen Sie mit Ihrem Po einen Kreis hinter sich.

■ Achten Sie darauf, daß Sie dabei nicht in den Ellenbogen einknicken oder Ihre Arme und Beine bewegen, denn nur das Becken dreht sich.

■ Genießen Sie die Übung mit langen und tiefen Atemzügen.

■ Wechseln Sie zwischendurch die Drehrichtung.

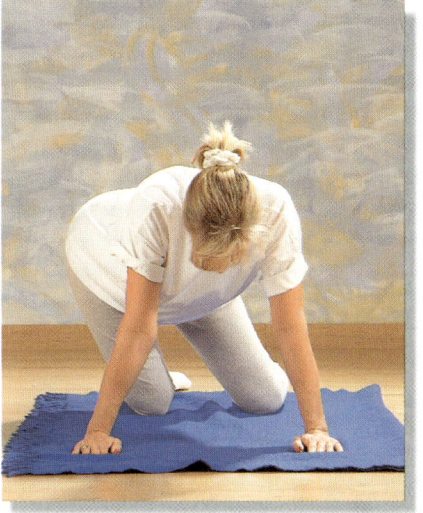

Beckenkreisen

Nierenübung

Diese Übung arbeitet an der Funktion
der Nieren, die während der Schwangerschaft besonders belastet ist.
Gleichzeitig regt sie den Kreislauf und
die Verdauung an.

ANLEITUNG:

◼ Sie sitzen mit gegrätschten Beinen
auf Ihrem Po.
◼ Strecken Sie die Arme parallel zum
Boden aus und machen Sie Fäuste mit
Ihren Händen, nur die Daumen zeigen
nach oben.
◼ Ihre Wirbelsäule ist so gerade wie
möglich aufgerichtet; achten Sie bitte
darauf, keinen Rundrücken zu
machen.
◼ Lehnen Sie sich nun mit dem Einatmen ein wenig zurück und stellen
Sie sich vor, daß Sie mit dem Ausatmen nach vorne gezogen werden.
◼ Üben Sie ein bis zwei Minuten lang,
und wenn Sie sich sicher fühlen, darf
die Bewegung gerne ein wenig dyna-
mischer werden.

Nierenübung

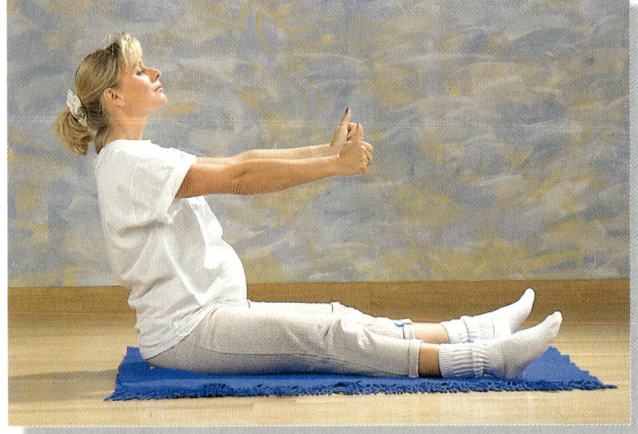

Lebensnerv und Ischias

Folgende Übung gehört zu den Grund-
übungen des Kundalini-Yogas. Ein
Hauptnadi (Nadis = yogischer Begriff
für feinstoffliche Energiekanäle, die
die Lebensenergie durch den Körper
transportieren) im Körper ist der sogenannte Lebensnerv. Er läuft am unteren Rücken und den Beinrückseiten
entlang und endet an den Fersen. Ist
der Lebensnerv verkürzt, so leidet der
betreffende Mensch verstärkt an
Selbstzweifeln oder an Mutlosigkeit.
Die Yogaübung arbeitet gleichzeitig
am Ischiasnerv, das ist der dickste und
längste Nerv des menschlichen Körpers. Er verläuft im Gesäßbereich
schräg abwärts zur Rückseite der
Oberschenkel, teilt sich in den Kniekehlen in zwei Äste und endet in den
Füßen. Dieser Nerv ist in der Schwangerschaft besonders belastet, er wird
oft schon durch eine leichte Fehlstel-
lung der Wirbelsäule gereizt. Die Folge
davon sind ziehende Schmerzen im
unteren Rücken, die in die Beine aus-
strahlen.

ANLEITUNG:

◼ Sie sitzen mit gestreckten Beinen.
◼ Winkeln Sie das rechte Bein an, und
legen Sie den Fuß an Ihren linken
Oberschenkel.
◼ Beugen Sie sich über Ihr linkes Bein
vor. Wenn Ihr Bauch schon sehr groß
ist, ist es Ihnen wahrscheinlich ange-
nehmer, sich über die Seite nach
vorne zu neigen.
◼ Umfassen Sie mit Ihren Händen die
linke Wade, das Fußgelenk oder, wenn

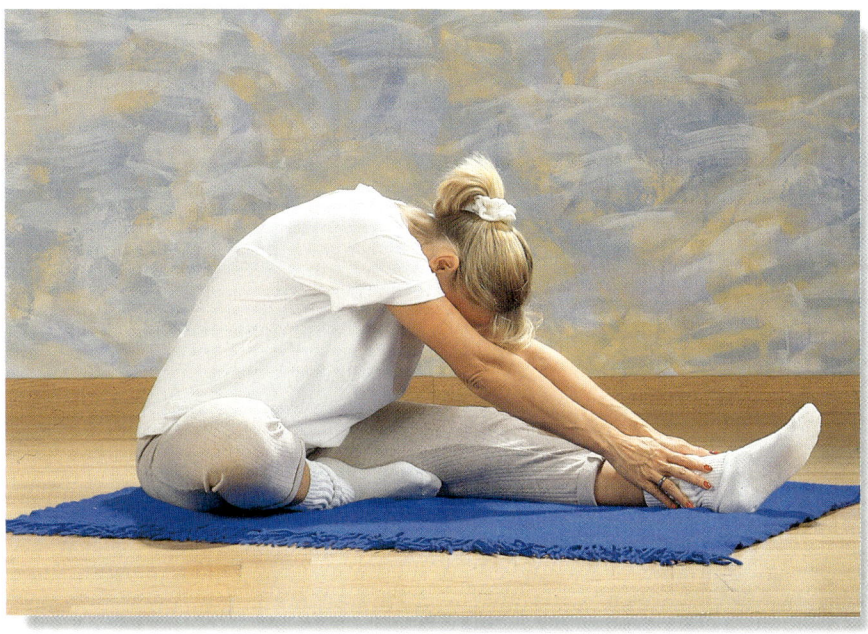

Lebensnerv und
Ischias

es Ihnen keine Schmerzen bereitet, den großen Zeh.

■ Es darf während der Übung in den Kniekehlen, in den Oberschenkeln oder im unteren Rücken ruhig ziehen; wenn die Übung Ihnen jedoch wirkliche Schmerzen bereitet, ist das ein Zeichen dafür, sich nicht so tief vorzubeugen.

■ Halten Sie die Position mit langem tiefem Atem ein bis zwei Minuten lang und wechseln Sie dann die Seite.

Der Schmetterling

Diese Übung ist ebenfalls eine Kundalini-Yoga-Grundübung. Auch sie arbeitet an einem Nadi, dem sogenannten Sexnerv, der den Beckenboden und die Geschlechtsorgane mit Lebensenergie versorgt. Kundalini-Yoga lehnt die sexuelle Energie nicht per se ab,

ganz im Gegenteil, sie wird als eine Quelle von Lebenskraft und Kreativität gesehen. Unangenehm ist es nach den Yogalehren allerdings, wenn die Energie im Beckenbereich blockiert ist oder ausschließlich dort arbeitet und anderen Körperzentren kaum zur Verfügung steht. Folgen sind entweder eine überschießende Sexualität oder Impotenz. Während der Schwangerschaft praktiziert, fördert diese Übung eine gute Durchblutung des Beckenbodens und dehnt die Bänder in dem Bereich, so daß Sie Ihre Beine optimal öffnen können, wenn Sie Ihr Kind gebären.

ANLEITUNG:

■ Sie sitzen auf Ihrem Gesäß und legen die Fußsohlen im Schritt aneinander.

■ Umfassen Sie Ihre Füße mit den Händen.

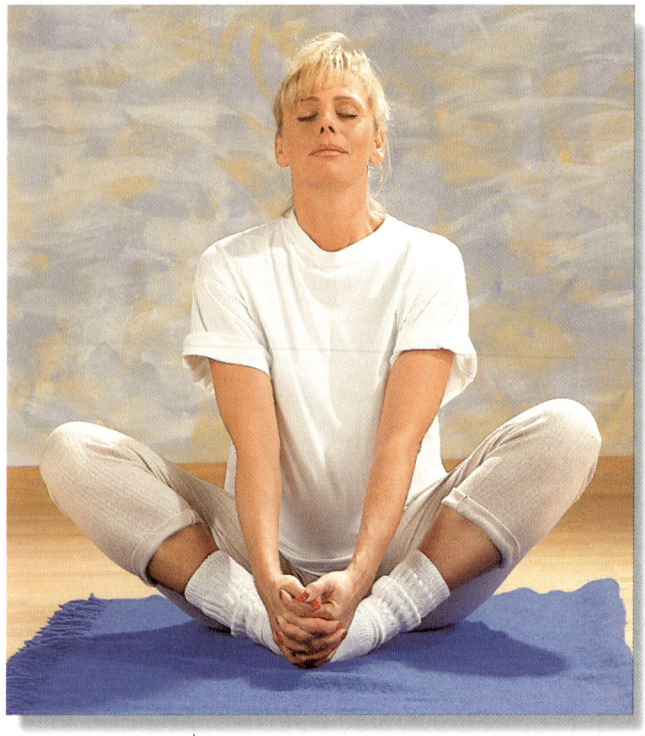

Der Schmetterling

einem unfreiwilligen Abgang von Urin bei Lachen, Niesen oder zu voller Blase, zu Afterverschlußstörungen, Hämorrhoiden, Kreuzschmerzen und sogar zu einem Gebärmuttervorfall kommen.

Ihr Baby wird den Beckenboden passieren müssen, um geboren zu werden. Dabei muß sich die Beckenbodenmuskulatur stark dehnen. Damit sich Ihre Beckenbodenmuskulatur nach der Geburt wieder ausreichend zusammenzieht, ist es wichtig, daß Sie Ihren Beckenboden schon während der Schwangerschaft trainieren, so daß Sie nach der Geburt alle Körperöffnungen wieder problemlos kontrollieren können.

Das Beckenbodentraining sollte auch Ihre erste Rückenbildungsübung sein; einige Hebammen empfehlen sogar, die Beckenbodenmuskeln bis ins hohe Alter hinein zu üben, damit es niemals zu ihrer Erschlaffung kommen wird.

Das Kundalini-Yoga mißt dem Beckenboden eine große Bedeutung bei. Am unteren Ende der Wirbelsäule soll sich nach den Yogalehren ein Energiepotential befinden, das aktiviert wird, wenn der Beckenboden stark angespannt und gleichzeitig die Bauchmuskulatur unter dem Nabelpunkt eingezogen wird.

Das Praktizieren folgender Übungen ist nicht auf die Yogastunden begrenzt, Sie können sie (außer die erste Übung) überall durchführen, vorausgesetzt, Sie haben gerade ein wenig Zeit und Ruhe zur Verfügung.

■ Atmen Sie ein und entspannen Sie Ihre Knie, mit dem Ausatmen drücken Sie die Knie in Richtung Boden.
■ Halten Sie die Knie einen Moment in dieser Position, bevor Sie sie mit dem Einatmen wieder entspannen.
■ Üben Sie in Ihrem eigenen Rhythmus ein bis zwei Minuten lang.

Beckenboden

Ein starker Beckenboden ist sehr wichtig für ein gutes Lebensgefühl. Er hält nämlich die Organe des kleinen Beckens (Gebärmutter, Harnblase, Enddarm) an ihrem Platz. Wenn er nicht kräftig genug ist, kann es zu

Harnfluß stoppen

Sie können Ihren Beckenboden trainieren, während Sie urinieren. Sie werden merken, daß es eigentlich ganz natürlich ist, den Beckenboden zu bewegen.

ANLEITUNG:

■ Versuchen Sie, den Harnfluß immer wieder zu stoppen, aber achten Sie darauf, daß Sie Ihre Blase dann auch vollständig entleeren.
■ Machen Sie diese Übung nur einmal in der Woche, weil es in der Zeit der Schwangerschaft wichtig ist, daß die Blase gut und regelmäßig entleert wird.

> **TIP**
>
> *Spannen Sie Ihren Beckenboden, wo immer Sie sich gerade befinden, wenn Sie daran denken, ganz spielerisch an und entspannen Sie ihn wieder.*

Harnröhre und Aftermuskel

ANLEITUNG:

■ Wenn Sie etwas mehr Empfinden für Ihren Beckenboden haben, spannen Sie abwechselnd die Muskulatur um Harnröhre und After an.
■ Sie werden sich sehr konzentrieren müssen und die beiden Muskelringe um Harnröhre und After nie ganz unabhängig voneinander anspannen können, aber es ist bestimmt ein deutlicher Unterschied zu merken.

Fahrstuhlübung

Diese Übung fällt mit leerer Blase leichter.

ANLEITUNG:

■ Stellen Sie sich vor, daß Ihr Beckenboden ein Fahrstuhl in einem mehrstöckigen Gebäude ist. Sie führen ihn bis in den vierten Stock hinauf.
■ Spannen Sie ganz langsam Ihren Beckenboden an.

Natürliches Beckenbodentraining

Ausgewogene Bewegung wie Spazierengehen, Schwimmen oder Yoga dient Ihrem gesamten Wohlbefinden. Besonders Ihr Beckenboden wird durch sanften Sport gut durchblutet und gestärkt.

ANLEITUNG:

■ Der Bauchtanz zum Beispiel ist eine optimale Form der Bewegung für Schwangere. Ohne daß die Tanzende willkürlich die Muskeln des Beckenbodens anspannt, wird der Beckenboden trainiert. Das Üben der Beckenbodenmuskulatur geschieht auf natürliche Weise: durch das Schaukeln und Kreisen des Beckens, durch die verschiedenen Tanzschritte und durch die Einwirkung der Musik auf den Körper.
■ Wenn Sie sich für einen Bauchtanzkurs entscheiden, so ist es wichtig, daß der Kurs auf die Bedürfnisse schwangerer Frauen zugeschnitten ist. Regulärer Bauchtanz ist zu schnell und heftig in seinen Bewegungsabläufen und kann Wehen stimulieren.

Im Sitzen mit angestellten Beinen

77

■ Sie fahren langsam in die erste Etage und in die zweite Etage, dann in die dritte Etage und halten Ihren Fahrstuhl in der vierten Etage für eine kurze Weile an, bevor Sie ihn langsam wieder nach unten führen.

■ Fahren Sie in den Keller, dabei entspannen Sie den Beckenboden und wölben ihn sogar ein bißchen vor, so daß er ganz geöffnet ist.

■ Führen Sie Ihren Fahrstuhl wieder ins Erdgeschoß, das heißt, daß Sie Ihren Beckenboden in eine leichte Anspannung bringen: Stellen Sie sich Ihre Beckenbodenmuskulatur als gleichzeitig elastisch und stark vor.

Übung für die Oberschenkel

■ Machen Sie diese Übung zwei- oder dreimal hintereinander, und das am besten mehrere Male am Tag.

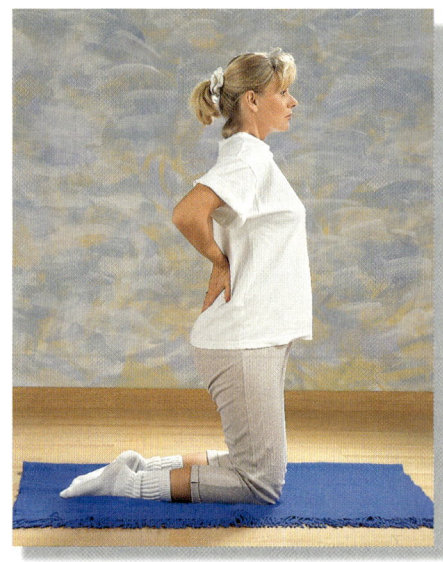

■ Wenn Sie sich fit genug fühlen, dürfen Sie die Übung kräftig und dynamisch gestalten.

■ Üben Sie mindestens eine Minute lang.

Oberschenkel

Diese Übung stärkt die Oberschenkelmuskulatur. Sie werden dabei vielleicht ein wenig ins Schwitzen geraten, aber eine yogische Weisheit sagt, daß man wenigstens einmal am Tag schwitzen sollte, weil das die Kreislauf- und Organtätigkeit anregt. Das Schwitzen reinigt außerdem den Körper.

ANLEITUNG:

■ Ausgangspunkt für diese Übung ist der Fersensitz. Ihre Hände ruhen auf den Hüften.

■ Mit dem Einatmen kommen Sie hoch, mit dem Ausatmen setzen Sie sich wieder auf Ihre Fersen.

■ Bei weit fortgeschrittener Schwangerschaft oder wenn Ihre Kondition nicht so gut ist, üben Sie langsam.

Nerven und Durchhaltevermögen

Fast jede Schwangere hat von Zeit zu Zeit ein schwaches Nervenkostüm, weil sie sich wegen eines anstehenden Umzuges, der Übergabe ihres Arbeitsplatzes, der Ansprüche, die ihre größeren Kinder oder ihr Partner an sie stellen, überfordert fühlt. Nach einer Mütze voll Schlaf, einem klärenden Gespräch mit Ihrem Partner oder den lieben, aufmunternden Worten einer Freundin sieht die Welt oft schon wieder rosiger aus. Schlaf und gute Gedanken wirken beruhigend auf die Nerven, genauso wie langer, tiefer Atem.

Folgende Übung stärkt Ihre Nerven und gleichzeitig auch Ihr Durchhaltevermögen. Sie werden beim Üben vielleicht wütend oder negativ werden. Gefühle dieser Art kommen wahrscheinlich auch bei der Geburt hoch und werden Sie daran hindern, sich hinzugeben und zu öffnen. Stellen Sie sich diesen Gefühlszuständen im voraus und lernen Sie sie mit Hilfe der Atmung, der Fähigkeit sich zu konzentrieren und zu entspannen, zu meistern. Viele Frauen erzählten nach der Geburt, daß gerade diese Übung ihnen den Vorgang der Geburt tatsächlich sehr nahegebracht hat.

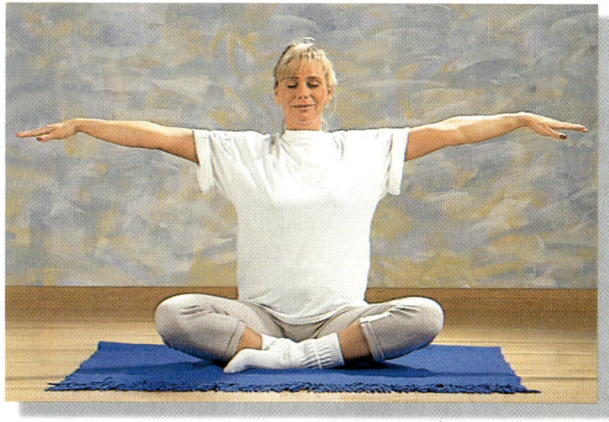

ANLEITUNG:

■ Wichtig ist, daß Sie auf einen guten Sitz achten (Seite 59).

■ Strecken Sie Ihre Arme parallel zum Boden aus, und halten Sie diese Position.

■ Achten Sie darauf, daß Sie Ihren Mund, Ihre Kaumuskulatur und die Stirn entspannen. Hals und Nacken sind ebenfalls entspannt.

■ Versuchen Sie während der Übung zu lächeln, auch wenn Ihnen eher danach ist, grimmig und leidend auszuschauen.

■ Konzentrieren Sie sich auf den Punkt zwischen den Augenbrauen, beobachten Sie sich innerlich, nehmen Sie eventuelle Verspannungen wahr und lassen Sie sie los.

■ Dabei hilft Ihnen der Atem. Atmen Sie wie bei der Geburt durch die Nase ein und durch den Mund aus! Wenn Sie ausatmen, stellen Sie sich vor, daß Sie einen Wattebausch über einen langen Tisch pusten. Ihre Lippen sind

ganz weich und der Rachenraum ist geöffnet.

■ Mit dem Ausatmen fließt alle Spannung, die Sie vielleicht in den Armen und Schultern spüren, hinaus. Wenn Sie mögen, können Sie ein leises oder auch lautes „Aaaah …" singen. Ein Ton ist ein gutes Ventil für die Spannung, und er unterstützt eine lange, tiefe Atmung.

■ Wenn Sie tief genug ausatmen, strömt mit dem Einatmen fast von alleine genügend Sauerstoff in Ihre Lungen, um Sie und das Kind optimal zu versorgen.

■ Praktizieren Sie diese Übung, sooft Sie können, aber mindestens einmal in der Woche.

■ Beginnen Sie mit einem dreiminütigen Armehochhalten und steigern Sie die Zeit auf fünf bis sechs Minuten.

Übung für gute Nerven und Durchhaltevermögen

Tiefe Entspannung

Den Abschluß einer Übungsfolge sollte immer eine Tiefenentspannung bilden. Wenn Sie intensiv und lange Yoga geübt haben, darf diese bis zu

15 Minuten dauern. Für eine Schwangere ist es am besten, in der Seitenlage zu entspannen, da es im letzten Drittel der Schwangerschaft zunehmend beschwerlicher wird, in der Rückenlage zu schlafen und zu entspannen. Die große Hohlvene wird durch das Gewicht von Kind und Gebärmutter zusammengedrückt, so daß weniger Blut zum Herzen fließt und dem Kreislauf zur Verfügung steht. Folge davon sind Schwäche- und Schwindelgefühle (Vena-cava-Syndrom). Es kann auch zu Rückenschmerzen kommen. Lernen Sie also schon frühzeitig, sich in der Seitenlage loszulassen. Als Entspannungshilfe kann eine schöne, ruhige Meditationsmusik dienen.

ANLEITUNG:

■ Legen Sie sich bequem auf die Seite und unterstützen Sie Ihren Kopf mit einem kleinen Kissen.

■ Der untere Arm liegt leicht angewinkelt hinter Ihnen, der obere Arm liegt vor Ihnen und hilft mit, den Körper zu stützen.

■ Ihr unteres Bein ist gestreckt, Ihr oberes Bein lagern Sie auf ein großes Kissen.

■ Sie dürfen auch Ihren Bauch mit einem Kissen unterstützen.

■ Atmen Sie ein paarmal langsam und tief ein und aus.

■ Fühlen Sie den Kontakt Ihres Körpers zum Boden unter Ihnen.

■ Sie nehmen Ihre Hände und Arme wahr. Ihre Hände und Arme sind ganz schwer und entspannt.

■ Fühlen Sie Ihre Füße und Beine. Füße und Beine sind ganz schwer und entspannt.

■ Sie spüren Ihr Becken. Das Becken ist ganz schwer und entspannt.

■ Sie nehmen Ihren Bauch und die Brust wahr. Spüren Sie, wie Brust und Bauch mit dem Einatmen weit werden und wie Sie mit dem Ausatmen wieder in Ihre Mitte zurückkommen.

■ Sie fühlen Ihre Schultern und Ihren Nacken. Schultern und Nacken sind ganz schwer und entspannt.

■ Auch Ihr Kopf ist nun schwer und entspannt.

■ Genießen Sie die Ruhe, die Ihnen diese Entspannung bringt.

■ Wenn Sie die Entspannung beenden wollen, ballen Sie die Hände zu Fäusten und bewegen Ihre Hand und Fußgelenke.

■ Dehnen und strecken Sie sich wie eine Katze, die ihr Nachmittagsschläfchen in der warmen Sonne beenden will.

■ Reiben Sie Hände und Füße gegeneinander, um wieder wach zu werden.

■ Kommen Sie langsam hoch zum Sitzen.

Entspannungslagerung für Schwangere

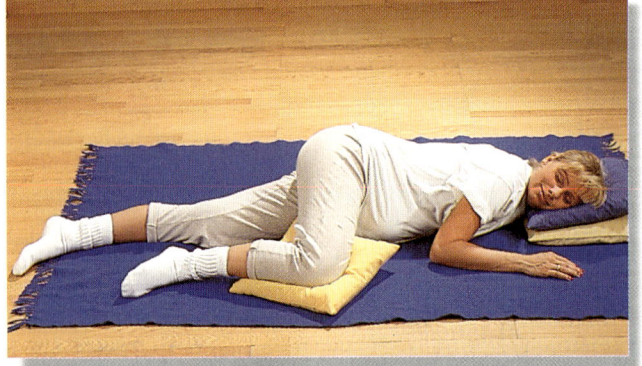

Meditationen für Stärke und Gelassenheit

Die meisten Menschen stellen sich unter dem Begriff *Meditation* eine geheimnisvolle Technik vor, die während der Ausübung Gefühle von Ruhe und Glückseligkeit schenkt. Aber das Gegenteil davon ist wahr: Die reine Technik der Meditation braucht zwar anfangs ein wenig Übung, ist aber verhältnismäßig leicht zu erlernen. Die Zustände jedoch, die man erlebt, sind zunächst bei weitem keine von Ruhe und Glückseligkeit. Hier ist wieder das Durchhaltevermögen gefragt, und mit Geduld und Arbeit an sich selbst wird man mit der Zeit so etwas wie eine innere Stille genießen können. Am Anfang jedoch jagen sich bei fast jeder/jedem Meditierenden die Gedanken, je nachdem, unter welcher inneren Spannung sie oder er normalerweise steht. Irgendwann stellt die/der Übende fest, daß während des Meditierens nicht nur ein Wirrwarr von Gedanken im Kopf existiert, sondern daß einem plötzlich inspirierende Lösungsmöglichkeiten für bestimmte Probleme einfallen. Bald merkt die/der Meditierende immer wiederkehrende Zustände von Nichtdenken, durchbrochen von Gedankenfetzen und natürlich auch von Emotionen, die die vorhergehenden Gedanken auslösten. Und so wird das Denken wohl nie ganz aus einer Meditation verschwinden, aber man kann es einfach beobachten und den ewigen Fluß der Gedanken betrachten, wie man den Wolken am Himmel zuschaut, die vorüberziehen, sich manchmal zu dichten Haufen zusammenballen, sich dann aber wieder auflösen und vergehen. Die Phasen von Gedankenfreiheit schenken tiefe Entspannung. Meditationen haben zudem eine bestimmte Kraft. Wenn Sie in dem Zustand des Gesammeltseins bestimmte Mantras (Erklärung siehe Seite 60) singen, sagen, flüstern oder beim Ein- und Ausatmen denken, so hat das einen starken reinigenden oder bestärkenden Einfluß auf Ihr Unterbewußtsein.

Meditation ist ein nicht wegzudenkender Teil der Geburtsvorbereitung mit Yoga. Einige weise Menschen haben Geburt mit dem Schlittenfahren durch ewiges Eis verglichen. Durch das eintönige Weiß, das die Fahrer fast ausschließlich zu sehen bekommen, verlieren die meisten ihr Empfinden für Zeit und Raum. Ähnlich geht es so mancher Gebärenden. Die Geburt selber ist zwar oft schmerzhaft, aber im Grunde eintönig, weil Wehe auf Wehe folgt, wobei die Wehenlänge und die Wehenpausen sich über Stunden nicht ändern. Irgendwann geht das Empfinden für Zeit und Raum verloren. Wichtig ist dann nur, im Hier und Jetzt zu bleiben und sich nicht zu verlieren. Diese Fähigkeit können Sie während der Schwangerschaft trainieren, wenn Sie das Meditieren üben.

Während des Yogas wird eher Ihre linke Gehirnhälfte stimuliert, die der Fähigkeit zu handeln dient. Wenn Sie im Anschluß an das Yoga bewußt meditieren, stimulieren Sie auch Ihre rechte Gehirnhälfte, die für Entspannung, Aufnahmefähigkeit und die Einsicht in größere Zusammenhänge steht. Sie können Ihre Meditation natürlich kurz gestalten, aber um wirklich einen spürbaren Effekt zu erreichen, ist es gut, mindestens fünf Minuten lang zu meditieren.

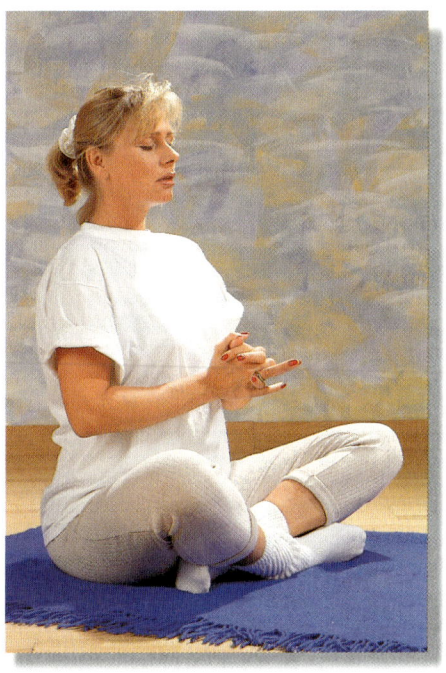

Meditation für Kraft

TIP

Voraussetzung für jede Meditation ist der richtige Sitz, wie er auf Seite 59 beschrieben wird. Eine Meditation mit krummer Wirbelsäule und schmerzenden Knien auszuführen ist eine Qual, die sich durch einen angemessenen Sitz vermeiden läßt.

Meditation für Kraft

Die Meditation hilft Ihnen, wenn Sie sich kraftlos fühlen, aber einen schweren Tag vor sich haben, an dem Sie konzentriert viele Aufgaben zu bewältigen haben.
Sie singen das Mantra (siehe Seite 60) *Ong*. Es bedeutet: *Schöpferische Energie, die in mir und um mich herum wirkt.*

ANLEITUNG:
■ Sie sitzen mit geradem Rücken und falten Ihre Hände in Höhe des Zwerchfells, nicht an die Brust gedrückt, sondern ungefähr 10 Zentimeter vom Zwerchfell entfernt.

■ Der rechte Daumen liegt über dem linken Daumen, die Ringfinger sind aneinandergelegt und zeigen schräg nach oben.
■ Schließen Sie die Augen, atmen Sie tief ein und singen Sie dann ein langes, kraftvolles „Ong".
■ Sie können diese Meditation sehr kurz gestalten, fünf Wiederholungen des Mantras genügen.

Meditation für starke Nerven

Diese Meditation hat viele gute Qualitäten. Sie stärkt Ihre Nerven und Ihren Aurakörper (siehe Seite 20) und befähigt Sie, mit der Irrationalität der Außenwelt besser umgehen zu kön-

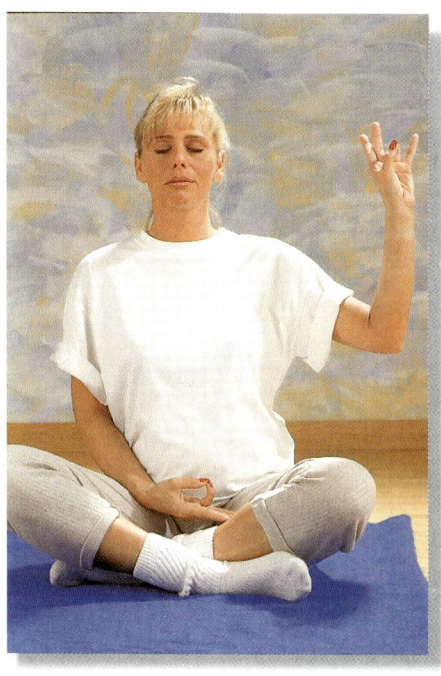

Meditation für starke Nerven

nen. Sie wirkt beruhigend auf Körper und Geist und hilft Ihnen, klare Entscheidungen zu treffen. Die Meditation ist außerdem eine gute Übung für die Geburt: Sie lernen, Spannungen zu bewältigen und sich selber auszuhalten. Deshalb ist es empfehlenswert, diese Meditation mindestens 11 Minuten lang auszuüben.

ANLEITUNG:

■ Sie sitzen mit gerader Wirbelsäule und halten die linke Hand in Höhe der Ohren, Daumen und Spitze des Ringfingers berühren sich. Achten Sie aber darauf, daß sich die Fingernägel nicht berühren.

■ Ihre rechte Hand ruht entspannt im Schoß, Daumen und Spitze des kleinen Fingers liegen aneinander. Mehr

über die Bedeutung der Handhaltung (Mudras) finden Sie auf Seite 62).

■ Für Männer ist die Haltung der Hände während dieser Meditation genau umgekehrt.

■ Atmen Sie lang und tief durch die Nase.

■ Wenn Sie für die Geburt üben wollen, atmen Sie durch die Nase ein und, wie auf Seite 64 beschrieben, durch den Mund aus.

■ Am Ende der Meditation schütteln Sie Ihre Hände kräftig aus.

Sieben-Wellen-Meditation

Diese Meditation öffnet für neue Erfahrungen, weil sie reinigend auf das Unterbewußtsein wirkt, außerdem aktiviert sie die Chakras. Sie ist eine Lieblingsübung vieler Schwangeren-yogagruppen, weil man an ihr das Wehensingen (siehe Seite 64) üben kann.

ANLEITUNG:

■ Sie sitzen im Schneidersitz mit geradem Rücken.

■ Nehmen Sie die Hände vor der Brust zusammen und konzentrieren Sie sich auf den Punkt zwischen den Augenbrauen.

■ Atmen Sie tief ein und singen Sie das Wort „Sat" in sechs Wellen, „Nam" bildet die siebte Welle. *Sat* bedeutet *Wahrheit, Nam* wird mit *Name* oder *Identität* übersetzt.

■ Schicken Sie das „Sat" durch die ersten sechs Chakras und stellen Sie sich vor, daß das „Nam" durch den Scheitelpunkt heraustritt und um

Sieben-Wellen-
Meditation

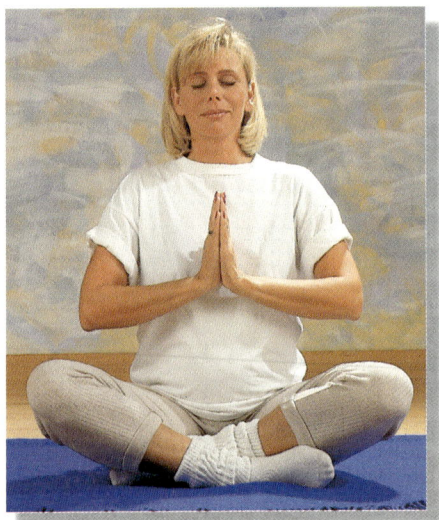

Ihren Körper vibriert. Eine genau
Erklärung zu den Chakras finden Sie
auf den Seiten 13 bis 17.
■ Singen Sie das Mantra auf diese
Weise mindestens fünf Minuten lang.
Achten Sie dabei wieder auf eine
ruhige, gleichmäßige Atmung!

Meditation zur Befreiung von Schuldgefühlen

Schuldgefühle belasten viele Menschen. Ganz besonders werdende Mütter quälen sich mit Schuldgefühlen,
denn die meisten von ihnen haben
hohe Ansprüche an sich selbst, können diese aber oft nicht erfüllen, weil
ihnen die Zeit oder die Kraft dazu
fehlt. Schon in der Zeit der Schwangerschaft fühlen Frauen sich schuldig,
weil sie sich entweder nicht gut
ernähren oder noch immer rauchen
oder einen zu aufregenden Kinofilm
gesehen haben und so weiter …
Schuldgefühle lassen Sie auf der Stelle

treten, wirken lähmend und unterstützen Sie keineswegs dabei, vermeintli-
che oder wirkliche Fehler zu ändern.

ANLEITUNG:
■ Sie sitzen mit gerader Wirbelsäule
im Schneidersitz.
■ Die rechte Hand liegt in der linken
Hand, die Handflächen zeigen nach
oben.
■ Halten Sie die Hände vor der Brust
in Höhe des Herzzentrums (das ist
zwischen den Brüsten lokalisiert). Die
Oberarme sind etwas vom Oberkörper
entfernt.
■ Ihr Atem fließt in einem ruhigen
Rhythmus.
■ Wandern Sie während dieser
Meditation langsam durch die Jahre
Ihres Lebens oder durch bedeutsame
Lebensabschnitte und vergeben sich
selber, wenn in Ihnen Situationen wie-
derauferstehen, die Ihnen Schuld-
gefühle machen.

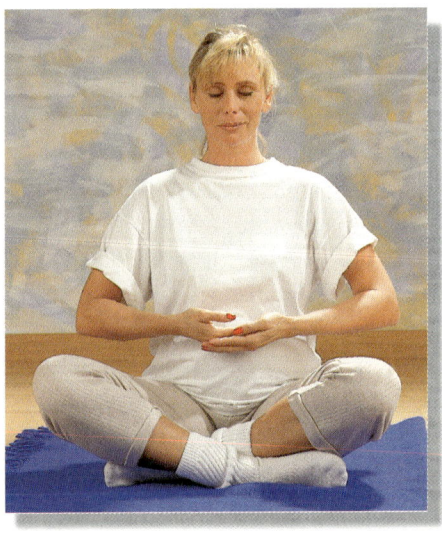

Meditation zur Befreiung von Schuldgefühlen

Meditation zur Linderung von Fieber und Unwohlsein

Diese Meditation lindert leichtes Fieber und hilft gegen Unwohlsein und Müdigkeit. Sie schenkt Ihnen wieder Kraft und Vitalität.

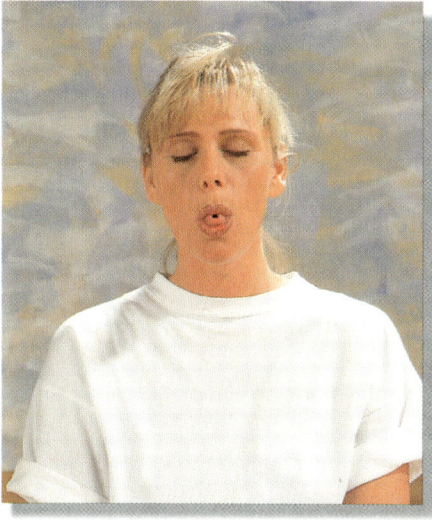

Meditation gegen Fieber und Unwohlsein

ANLEITUNG:

■ Ausgangsposition für die Meditation ist der Schneidersitz.

■ Lassen Sie Ihre Zungenspitze durch den leicht geöffneten Mund schauen. Sie ist in der Form eines „Vs" gerollt.

■ Atmen Sie lang und tief durch die Zunge ein und durch die Nase wieder aus.

■ Meditieren Sie so zwei bis drei Minuten lang.

Ich-bin-Meditation

Diese Meditation ist hilfreich, wenn Sie sich außerhalb Ihrer Mitte fühlen und sich gerne wieder ganz selbst wahrnehmen wollen. Die Meditation bestätigt Ihr endliches und Ihr unendliches Sein.

ANLEITUNG:

■ Sie sitzen mit geschlossenen Augen und gerader Wirbelsäule im Schneidersitz.

■ Ihre rechte Hand liegt mit der Handinnenfläche nach oben auf dem rechten Knie. Daumen- und Zeigefingerspitzen berühren einander.

■ Die linke Hand halten Sie auf der Höhe des Brustbeins, ungefähr 20 Zentimeter von ihm entfernt.

■ Atmen Sie in dieser Stellung ein und sprechen das Mantra „Ich bin".

■ Bringen Sie dabei Ihre linke Hand dicht vor das Brustbein und meditieren Sie über Ihr endliches, irdisches Selbst.

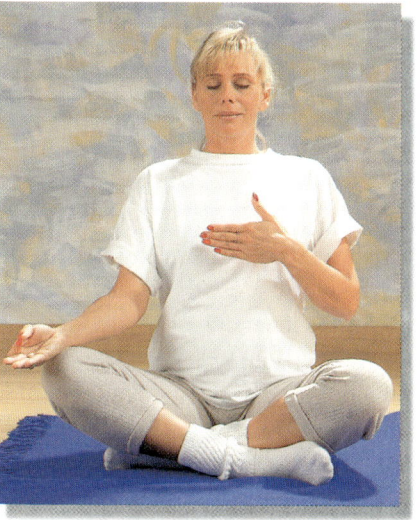

Ich-bin-Meditation

85

■ Sagen Sie mit demselben Atemzug noch einmal „Ich bin" und führen Sie Ihre Hand dabei etwa 30 Zentimeter vom Brustbein weg.

■ Meditieren Sie dabei über den unbegrenzten Aspekt Ihres Selbst. Nehmen Sie sich hierfür ausreichend Zeit.

■ Mit dem Einatmen bewegen Sie Ihre Hand wieder in die Ausgangsposition zurück (20 Zentimeter vom Brustbein entfernt).

■ Wiederholen Sie diesen Zyklus für 11 Minuten. Sie können natürlich auch kürzere Zeit meditieren, werden dann aber nicht so einen intensiven Effekt fühlen.

Partnermeditation

Diese Meditation führt man mit dem Partner zusammen durch. Es ist eine einfache und wirkungsvolle Meditation, um zum Beispiel nach einem Streit wieder zueinander zu finden oder um sich gemeinsam auf ein

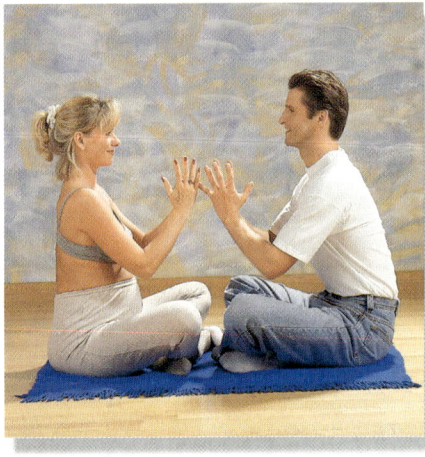

Partnermeditation

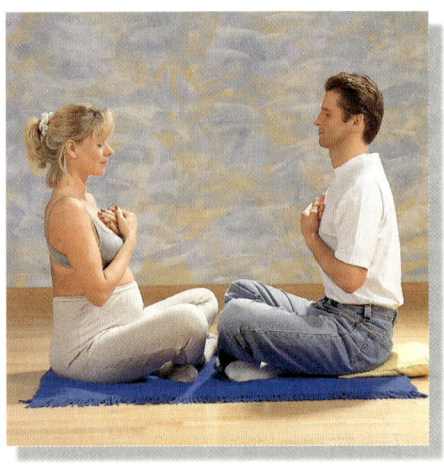

Partnermeditation

großes Ereignis wie die Geburt einzustimmen.

ANLEITUNG:

■ Beide sitzen sich im Schneidersitz gegenüber, die Knie sind einige Zentimeter voneinander entfernt.

■ Die Hände jeder Person bilden das Lotusmudra, das bedeutet, daß sich nur die Außenseiten der Daumen, der obere Teil der kleinen Finger und die Handballen einander berühren. Die restlichen Finger spreizen sich, als wollten sie eine Lotusblume formen.

■ Die Hände befinden sich in Höhe des Herzzentrums. Sie sind etwa 10 bis 15 Zentimeter vom Brustbein entfernt.

■ Die kleinen Finger des Mannes sind unter die kleinen Finger der Frau geschoben.

■ Schauen Sie sich in die Augen.

■ Nach einer Weile schließen beide die Augen und überkreuzen die Hände über dem Herzzentrum.

■ Meditieren Sie nun über Ihr eigenes Selbst.

Massagen zur Schmerzerleichterung

Wenn Sie während der Geburt massiert werden wollen, ist es zu empfehlen, die Massagetechniken schon lange vor der Geburt zu üben. Das hat mehrere Gründe: Der wichtigste Grund ist wohl, daß auch die Schwangerschaft eine beschwerliche Zeit für den Körper ist. Massagen helfen ihm, sich zu entspannen und dienen so Ihrem Wohlbefinden.

Ein anderer Grund ist, daß Sie lernen, mit Ihrem Partner zu kommunizieren und Ihre Bedürfnisse auszusprechen. So wird er eine eventuelle Mißfallensäußerung in puncto Massage und Berührung während der Geburt nicht gleich persönlich nehmen. Wichtig ist, daß auch Sie Ihren Partner massieren, dann wird er am eigenen Leib erfahren, was wohltuend ist und was nicht gefällt. Üben Sie auch die Kreuzbeinmassage an ihm, die als ausgesprochene Schwangerschafts- und Geburtsmassage gilt. Wahrscheinlich wird sie ihm ebenso gut gefallen wie den meisten der männlichen Teilnehmer der Yogakurse zur Geburtsvorbereitung. Es kann natürlich sein, daß Sie während der Geburt nicht berührt werden wollen. Das Massieren war nicht umsonst, Sie sollten auch nach der Geburt damit fortfahren, sich gegenseitig zu massieren, und wenn Ihr Baby ein bißchen größer ist, gemeinsam einen Massagekurs besuchen. Folgende Massagen sind sehr einfache, aber wirkungsvolle Techniken, um Körperspannungen aufzulösen und damit auch eventuellen Schmerzen entgegenzuwirken.

Allgemeine Regeln

■ Achten Sie darauf, daß Sie Ruhe und Zeit füreinander haben.
■ Der Raum, in dem Sie massieren, sollte eine angenehme Temperatur haben: Kälte und Entspannung passen einfach nicht zusammen.
■ Benutzen Sie ein Öl, wie auf Seite 24 beschrieben.
■ Reiben Sie vor der Massage Ihre Handflächen gegeneinander, und bringen Sie Ihre Hände vor dem Herzzentrum zusammen. Schicken Sie in Gedanken Ihre Liebe und Achtung für Ihre/n Partnerin/Partner in Ihre Hände. Ein sehr erfolgreicher Masseur sagte einmal, daß das Geheimnis seines Erfolges in der Wertschätzung liegt, die er für die Person und den jeweiligen Körperteil empfindet, den er gerade massiert.
■ Übrigens sollte jeder Masseur darauf achten, selber einigermaßen entspannt und gelöst zu sein.

Rücken und Kreuzbein

ANLEITUNG:
■ Die beste Position für die **Rückenmassage** ist der Fersensitz: Sie stützen Ihren Oberkörper auf große Kissen oder auf einen Stuhl. Eine Schwangere

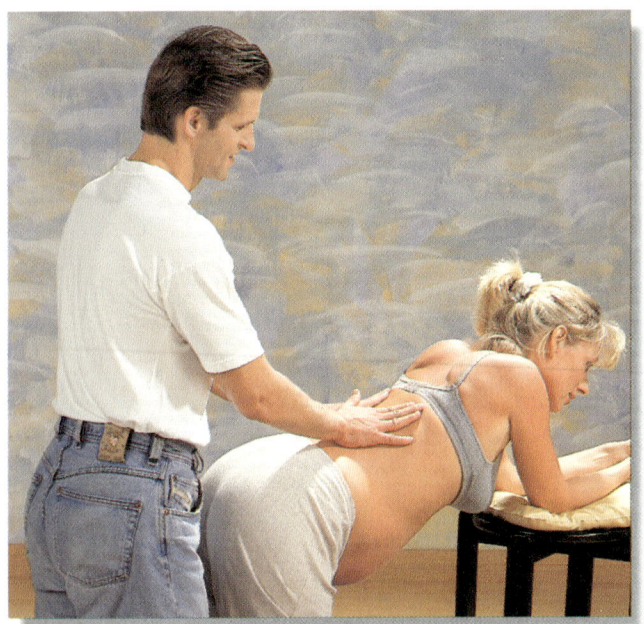

Rückenmassage

verbunden. Es wird durch das zunehmende Gewicht des Kindes schon während der Zeit der Schwangerschaft und besonders während der Geburt extrem belastet. Sehr wohltuend ist die Massage in der Gegend des *Promontoriums*, dort ist das Kreuzbein mit dem untersten Lendenwirbel verbunden. Die Wirbelsäule ist am Promontorium etwas abgeknickt, man kann diese Stelle bei sehr schlanken Menschen ganz gut finden, bei etwas runderen Personen ist das ein bißchen schwieriger. Der Masseur sollte sich auf jeden Fall von seiner Partnerin leiten lassen; er hat die richtige Stelle gefunden, wenn ihr der Druck seiner Hände angenehm ist. Der Masseur kann die Stelle auch finden, wenn er sich mit beiden Händen vom Beckenkamm aus seitlich zur Wirbelsäule hintastet.

kann die Knie spreizen, um Platz für den Bauch zu machen.

■ Der Masseur befindet sich hinter ihr. Um ihren Rücken zu massieren, plaziert er seine Hände links und rechts neben die Wirbelsäule.

■ Er beginnt mit der Massage am unteren Rücken. Er streicht den Rücken jeweils etwa 10 Zentimeter fest hoch und dann immer wieder zu den Seiten sanft aus, bis er zu den Schultern gelangt, die er sanft massiert.

■ Seine Partnerin stellt sich vor, daß sie sich in seine Hände hinein entspannt.

Am wichtigsten für die Geburt und sehr angenehm in der Zeit der Schwangerschaft ist die **Kreuzbeinmassage**. Das Kreuzbein besteht aus fünf miteinander verschmolzenen Kreuzbeinwirbeln und ist durch Bänder fest mit dem Hüftbein des Beckens

ANLEITUNG:

■ Die beste Ausgangsposition ist die gleiche wie bei der Rückenmassage.

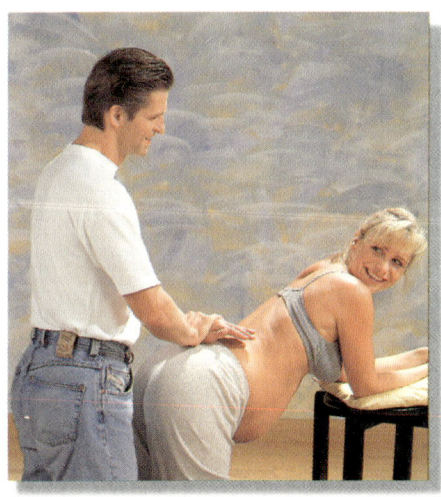

Kreuzbeinmassage mit den Handballen

■ Die meisten Schwangeren lieben einen festen Druck auf das Kreuzbein, der Masseur drückt mit dem Handballen einer Hand auf den Punkt, der der Frau am angenehmsten ist. Mit der anderen Hand kann er den Druck verstärken, indem er sie auf die drückende Hand auflegt.

■ Wenn es der Frau gefällt, können Kreuzbein und Po folgendermaßen massiert werden: Mit dem Handballen und einem für die Frau angenehmen Druck macht der Masseur kleine Kreise.

■ Es wird ihr auch gefallen, wenn der Masseur mit streichenden Bewegungen seiner beiden Hände große Kreise in Form einer liegenden Acht um beide Gesäßhälften macht, wobei das Kreuzbein den Schnittpunkt der beiden Schlingen der Acht bildet.

Bauch

Diese Massage ist in erster Linie für die Zeit der Schwangerschaft gedacht. Während der Geburt mögen die meisten Frauen nur eine leichte Bauchmassage, wenn sie es überhaupt angenehm finden, daß ihr Bauch berührt wird.

■ Das Schambein (vorderer Teil des Beckens) kann mit einem sanften Streicheln massiert werden.

■ Um in der Anfangsphase der Geburt die Kontraktionen stärker werden zu lassen, darf der Bauch ruhig etwas fester mit beiden Handflächen im Uhrzeigersinn massiert werden.

■ Auf jeden Fall wird die Frau es lieben, während der Schwangerschaft am Bauch gestreichelt und massiert zu werden.

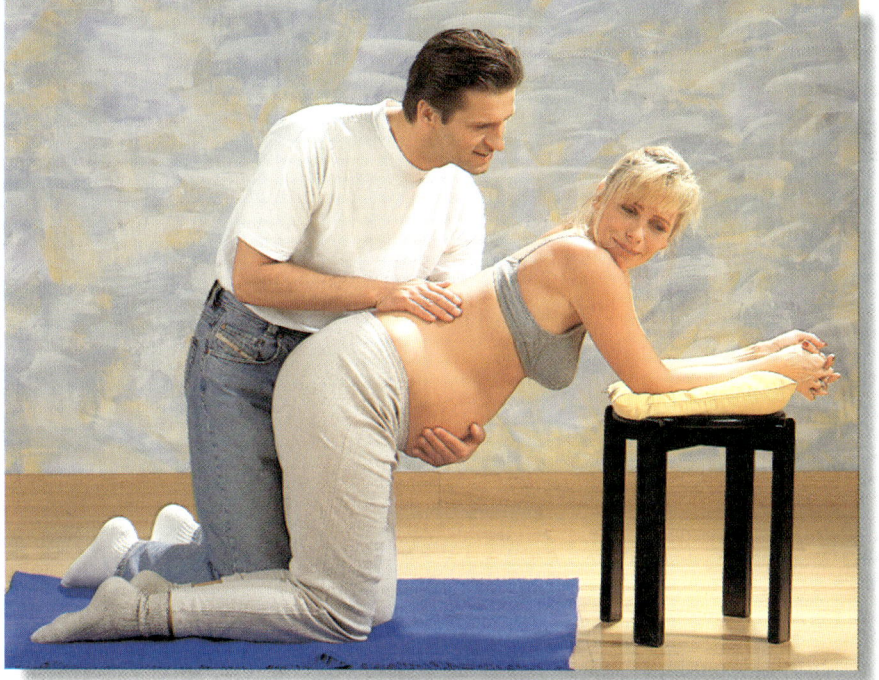

Kontaktaufnahme mit dem Baby

Folgende Übung ist gut, um **mit dem Baby Kontakt aufzunehmen**:

ANLEITUNG:

■ Der Masseur legt eine Hand ganz liebevoll auf den Rücken der Schwangeren, die andere Hand liegt entspannt auf ihrem Bauch.

■ Wenn beide einige Zeit still sitzen und lang und tief atmen, wird sich das Baby wahrscheinlich mit einer größeren oder kleineren Bewegung melden.

Beckenboden

Die regelmäßige Massage des Beckenbodens schärft Ihr Bewußtsein für diesen für die Geburt so wichtigen Teil Ihres Körpers. Außerdem wird das Muskelgewebe des Beckenbodens durch regelmäßige Massagen weicher und besser durchblutet, so daß es sich während der Geburt besser dehnen kann. Vielleicht kann so ein Dammschnitt oder Dammriß vermieden werden. *Damm* oder *Perineum* ist übrigens die Bezeichnung für das Muskelgewebe zwischen Scheide und After. Beckenbodenmassage macht Sie mit regelmäßiger Berührung in dem Bereich vertraut, so daß Sie aktiv entspannen können, wenn das Kind geboren wird und die Hebamme zu diesem Zwecke Ihren Damm hält und massiert.

Die Massage wird am besten nach einem warmen Bad gemacht. Sie können statt dessen auch feuchtwarme Kompressen auflegen und damit die Durchblutung des Beckenbodenbereiches anregen und die Entspannung des Gewebes fördern. Sie benutzen das auf Seite 24 beschriebene Öl für die Massage.

Wenn es Ihnen angenehm ist, kann auch Ihr Partner diese Massage machen, er sollte allerdings vorsichtig und liebevoll mit Ihnen umgehen und bereit sein, mit Ihnen über Ihre Gefühle zu reden.

ANLEITUNG:

■ Betrachten Sie Ihren Beckenboden in einem Spiegel. Schauen Sie sich genau die Lage Ihrer Vagina und Ihres Dammes an.

■ Ölen Sie Ihre Hände ein. Es ist wichtig, auf Sauberkeit und kurzgeschnittene Fingernägel zu achten.

■ Führen Sie beide Daumen etwa zwei Zentimeter tief in den unteren Abschnitt der Scheide ein und drücken Sie die Daumen sanft in Richtung After. Dehnen Sie das Gewebe so weit, bis Sie ein leichtes Ziehen spüren. Halten Sie den Druck, und legen Sie die Daumen an verschiedenen Stellen des unteren Scheidenrandes an.

■ Massieren Sie mit Daumen und Zeigefingern den Scheidenrand und besonders die Narben früherer Schnitte und Risse.

■ Reiben Sie zum Abschluß den Damm gut mit Ihrem Dammassageöl ein.

■ Wenn Ihr Partner Sie massiert, sollte er seine Zeigefinger in die Vagina einführen und die Muskulatur vorsichtig in Richtung After drücken, bis Sie ein leichtes Ziehen spüren.

■ Dann kann er die Zeigefinger von einer Seite zur anderen bewegen und dabei einen konstanten, leichten Druck ausüben.

■ Er bewegt die Zeigefinger voneinander weg.

■ Er massiert mit Zeigefingern und Daumen den Scheidenrand und besonders eventuelles Narbengewebe.

Gesicht

Wenn ein Mensch sich bei einer Arbeit verspannt, kann er schon durch Loslassen der Kaumuskulatur und Entspannen der Stirn seinen Körper lockern und sich dadurch die Arbeit erleichtern. Das gilt besonders für die Geburtsarbeit. Wichtig ist, daß eine Frau schon in der Zeit der Schwangerschaft das Gefühl für eine glatte Stirn entwickelt. Auch sollte sie lernen, willentlich Mund und Unterkiefer zu entspannen. Der Partner oder die Freundin können sie dabei mit einer Gesichtsmassage unterstützen.

ANLEITUNG:

■ Für eine Gesichtsmassage brauchen Sie nur wenig Öl. Die Gesichtshaut ist zwar zart, aber das Gesicht selber kann einen verhältnismäßig tiefen Druck aushalten. Bitte aber sofort signalisieren, wenn der Druck unangenehm wird! Die Massagebewegung im Gesicht führen Sie ruhig und konzentriert aus.

■ Der Masseur oder die Masseurin steht oder sitzt hinter der Schwangeren. Beide Daumen befinden sich in der Stirnmitte, gerade über den Augenbrauen. Die Daumenspitzen zeigen zueinander, die restlichen Finger liegen seitlich am Kopf. Nun werden die Daumen bis hin zum seitlichen Haaransatz langsam auseinander gezogen. Massieren Sie so die gesamte Stirn von den Augenbrauen bis zum oberen Haaransatz.

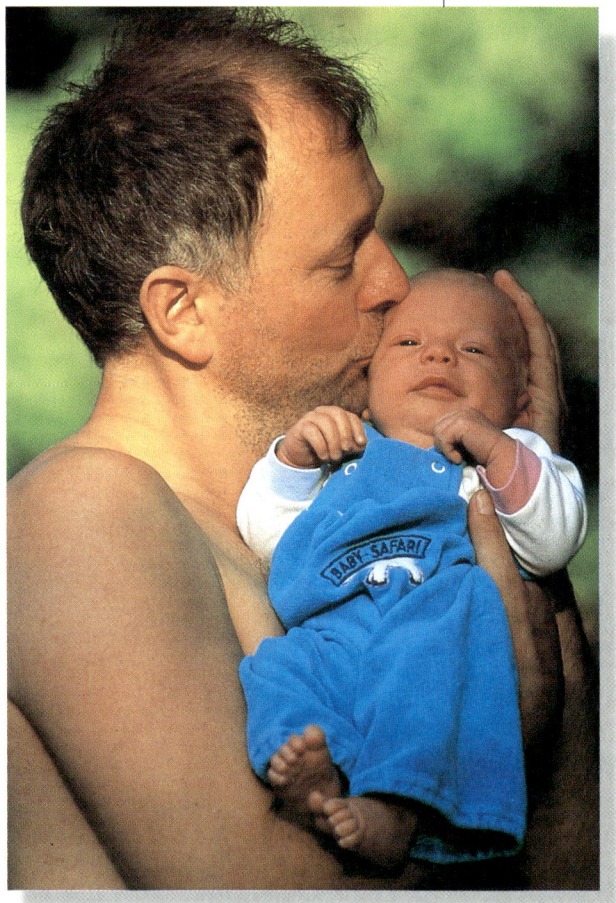

Anhang

Danksagung

Dieses Buch hat nur entstehen können, weil mir so viele werdende Mütter und Väter in den vierzehn Jahren meiner Praxis als Yogalehrerin und Geburtsvorbereiterin ihr Vertrauen entgegenbrachten und nicht nur sie von mir, sondern ganz besonders ich von ihnen lernen durfte. Die Frauen, die ich zur Yogalehrerin und Geburtsvorbereiterin ausbildete, haben einen großen Anteil an meinem Wissen, weil Lehren ein Prozeß von Geben und Nehmen ist. Ich danke auch meinen Kolleginnen, die immer wieder zu Austausch und gegenseitiger Inspiration bereit waren und von deren Einblick und Kenntnissen ich profitiere.

Meiner Freundin, der Autorin Regine Schneider, schulde ich besonderen Dank, weil ich ohne ihre Aufmunterung und klare Kritik nie geschrieben hätte.

Ich danke der Autorin und lieben Freundin Katja Leyrer dafür, daß sie so viel Interesse an dem Buch zeigte und es sogar in die Ferien mitnahm, um es zu redigieren.

Meinen Freundinnen Karen Tangermann und Sonja Deuter danke ich für ihre Anteilnahme, die da war, wann immer ich sie brauchte.

Kim Pomarius war sehr geduldig mit mir, hat für mich gekocht und mir seine Wohnung zur Verfügung gestellt, wenn ich in Ruhe schreiben wollte. Auch hat er auf meine Kinder aufgepaßt. Danke!

Ganz besonders dankbar bin ich meinem Lehrer Yogi Bhajan und meiner Yogalehrerin Tarn Taran Kaur für die jahrelangen Unterweisungen in Yoga und vielen Meditationstechniken, die die Basis meines heutigen Wissens bilden.

Adressen

Diese Zentren vermitteln Ihnen, wenn möglich, die Anschriften von Yogalehrerinnen in Ihrer näheren Umgebung.

Zur Erklärung:
3 HO (**H**appy **H**ealthy **H**oly **Or**ganization)

■ Arbeitsgruppe für Yoga und natürliche Geburt in 3 HO e.V.
Yogazentrum Naunynstraße
Naunynstraße 30
10997 Berlin
Tel.: 0 30-6 15 72 34
Dieses Zentrum vermittelt Adressen von Yogalehrerinnen im Großraum Berlin und in Leipzig.

■ Arbeitsgruppe für natürliche Geburt in 3 HO e.V.
Eppendorfer Weg 209
20253 Hamburg
Tel.: 0 40-4 20 36 36
Dieses Zentrum vermittelt Adressen von Yogalehrerinnen im Großraum Hamburg und in Norddeutschland.

■ Arbeitsgruppe für natürliche Geburt in 3 HO e.V.
Familie Ahlers
Karoline-Gaubatz-Weg 9
63128 Dietzenbach
Tel.: 0 60 74-4 26 75
Dieses Zentrum vermittelt Adressen von Yogalehrerinnen in Mittel- und Süddeutschland.

Literatur

Für die Zeit der Schwangerschaft

■ Verny, Thomas/Weintraub, Pamela: Das Leben vor der Geburt, Herder, Freiburg im Breisgau

■ The Body Shop Team: Mamatoto – Geheimnis Geburt, vgs verlagsgesellschaft, Köln

■ Schmidli, Kurt: Das große Buch der Mixgetränke, Bassermann, Niedernhausen

Für die Zeit nach der Geburt

■ Lothrop, Hannah: Das Stillbuch, Kösel, München

■ Bullinger, Herrmann: Wenn Paare Eltern werden, Rowohlt, Reinbek

■ Kitzinger, Sheila: Das Jahr nach der Geburt, Droemer-Knaur, München

Für die Geburt

■ Stadelmann, Ingeborg: Die Hebammensprechstunde, Stadelmann Eigenverlag, Ermengerst

■ Balaskas, Janet: Die aktive Geburt, Kösel, München

■ Kuntner, Lieselotte: Die Gebärhaltung der Frau, Hans-Marseille-Verlag, München

■ Hilsberg, Regine: Schwangerschaft, Geburt und erstes Lebensjahr, Rowohlt, Reinbek

■ Mühlratzer, Eva/Horkel, Wilhelm: Kaiserschnitt, Kösel, München

Yoga

■ Singh, Satya: Das Kundalini Yoga Handbuch, Heyne, München

■ Gawein, Shakti: Stell dir vor, Rowohlt, Reinbek

Register

Im FALKEN Verlag sind zahlreiche Titel zum Themenbereich „Schwangerschaft und Geburt" erschienen. Bitte fragen Sie danach in Ihrer Buchhandlung.

Dieses Buch wurde auf chlorfrei gebleichtem und säurefreiem Papier gedruckt.

ISBN 3 8068 1651 4

© 1997 by FALKEN Verlag, 65527 Niedernhausen/Ts.
Die Verwertung der Texte und Bilder, auch auszugsweise, ist ohne Zustimmung des Verlags urheberrechtswidrig und strafbar. Dies gilt auch für Vervielfältigungen, Übersetzungen, Mikroverfilmung und für die Verarbeitung mit elektronischen Systemen.

Umschlaggestaltung: Andreas Jacobsen
Layout: Hartmut Steinebrunner, Frankfurt/M.
Redaktion: Herbert Habicht/Uwe Meilahn
Herstellung: Ulrich Klein
Titelbild und Foto Umschlagrückseite: STUDIO TEAM/W. Zöltsch
Fotos: Alle **STUDIO TEAM (W. Zöltsch)**, Langen bis auf: **H. Erhardt**, München: S. 2, 5, 8, 21, 29, 33, 34, 46, 52; **C. Hansmann**, München: S. 30; **U. Niehoff**, Bienenbüttel: S. 32; **Silvestris GmbH**, Kastl/Obb.: S. 12 (Janicek), 15/91 (Koch), 43 (C. Dani, I. Jeske); **TLC**, Velen-Ramsdorf: S. 26; **Tony Stone Images**, München: S. 23 (R. Rusine)
Zeichnungen: G. Scholz, Dornburg-Frickhofen (S. 60, 63)

Satz: Raasch & Partner GmbH, Neu-Isenburg
Druck: Ludwig Auer GmbH, Donauwörth

817 2635 4453 6271